Régime Low Carb

Guide de Diète pour les débutants pour brûler les graisses faible en glucides + 45 Recettes de perte de poids faible en glucides (Livre en Français / Low Carb Diet French Book)

Par *Simone Jacobs*

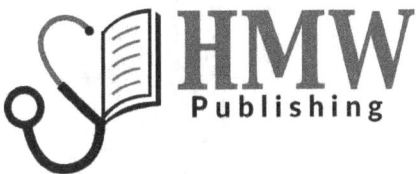

Pour encore plus d'excellents livres visitez :

HMWPublishing.com

Téléchargez un autre livre gratuitement

Je tiens à vous remercier d'avoir acheté ce livre et vous offre un autre livre (tout aussi long et utile que l'est ce livre), « Erreurs de santé et de remise en Forme. Vous en faites sans le savoir », totalement gratuitement.

Visitez le lien ci-dessous pour vous inscrire et le recevoir :

www.hmwpublishing.com/gift

Dans ce livre, je vais indiquer les erreurs de santé et de remise en forme les plus courantes, que probablement vous commettez en ce moment même, et je vais vous révéler comment vous pouvez facilement obtenir une meilleure forme dans votre vie !

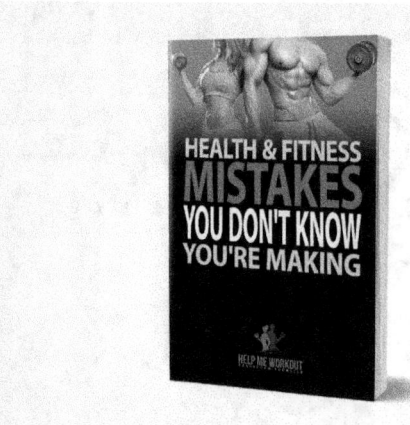

En plus de ce cadeau utile, vous aurez aussi l'occasion d'obtenir nos nouveaux livres gratuitement, de concourir pour des cadeaux et de recevoir d'autres e-mails utiles de ma part. Encore une fois, visitez ce lien pour vous inscrire :

www.hmwpublishing.com/gift

TABLE DES MATIÈRES

Introduction 9

Chapitre 1 : Qu'est-ce qu'un régime faible en glucides ? 11

Manger des repas savoureux et perdre du poids ? 12

De quelle façon un régime faible en glucides va m'aider à perdre du poids et à rester en bonne santé ? 13

Est-ce que cela fonctionne ? 13

Comment cela fonctionne ? 14

Suivez vos glucides nets...15

Comment puis-je suivre mes glucides nets ? 16

Ai-je encore besoin d'exercices physiques ? 17

Les phases du régime à faible teneur en glucides 18

Phase 1 : L'introduction 18

Phase 2 : L'équilibrage 19

Phase 3 : Le pré-entretien 19

Phase 4 : L'entretien à vie...20

Combien de poids puis-je m'attendre à perdre ? 20

Chapitre 2 : Liste des aliments acceptables 22

Phase 1 : Introduction - 20 grammes de glucides nets par jour (12 à 15 grammes de glucides nets en légumes) ..22

D'autres aliments acceptables 25

La transition en un coup d'œil 39

Chapitre 3 : cétose - Brûler les graisses et perdre du poids 44

Les 10 signes de cétose 45

Mauvaise haleine 45

Perte de poids 46

L'augmentation dans le sang de cétones 47

Augmentation de cétoniques dans l'haleine ou l'urine 47

Suppression de l'appétit 48

Fatigue et faiblesse à court terme 49

Diminution des performances à court terme 50

Augmentation de l'énergie et de la concentration 50

Problèmes digestifs 51

Insomnie 51

Quand est-ce que la cétose devient une préoccupation ? 52

Puis-je suivre un régime faible en glucides si je suis végétarien ? 53

Les avantages de la santé du régime à faible teneur en glucides 55

Réduction de l'appétit 55

Perte de poids 56

Perte de ventre 57

Diminution des triglycérides 58

Augmentation des lipoprotéines de haute densité (les niveaux HDL) 59

Amélioration des protéines LDL 60

Réduction des taux de sucre sanguin et d'insuline 61

Abaissement de la pression artérielle 62

Traitement du syndrome métabolique 62

Thérapeutique pour plusieurs troubles cérébraux 63

Chapitre 4 : Comment traiter les effets secondaires du régime faible en glucides .65

La plupart des effets secondaires observés 66

La grippe d'introduction 66

Crampes dans les jambes 69

Constipation 70

La mauvaise haleine et odeur du corps 71

Palpitations cardiaques 73

Performances physiques réduites 76

Augmentation des performances physiques pendant le régime à faible teneur en glucides 77

Effets secondaires moins courants 77

Perte de cheveux temporaire 77

Le cholestérol élevé 78

Tolérance inférieure à l'alcool 80

Danger potentiel pour les mères qui allaitent................80

Éruptions cutanées 83

Chapitre 5 : Recettes de petit-déjeuner 87

Petit-déjeuner : Rouleaux (Phase 1)................................87

Omelette au fromage, jambon et poivrons (Phase 1)..90

Gaufres de cannelle au soja babeurre (Phase 1) 93

Crêpes au chocolat et au soja (Phase 1).........................96

Sauté Zoodle de parmesan et Bacon (Phase 1) 98

Pain rapide au fromage Jack et soja (phase 1)...........100

Muffins Zucchini (Phase 2) 102

Mini Muffins soja, amandes et cannelle (Phase 2) 104

Pain rapide Amandes et Zucchini (Phase 2) 106

Petit déjeuner : Pouding aux amandes 109

Petit déjeuner : Barres de Noix de Coco......................111

Quiche Brocoli-Champignons 113

Chapitre 6 : Recettes pour le déjeuner 115

Salade de bœuf d'inspiration asiatique (Phase 1) 115

Émincé de porc sauce tomate et oignon (Phase 1)......118

Soupe pour régime à faible teneur en glucides 120

Salade turque bruschetta tomate 123

Tacos Salade de Poulet 125

Salade de Poulet au Bacon..128

Burgers de thon 130

Artichaut Crabe et Fromage 132

Plaisir d'Avocat-Crevettes 134

Pétoncles enveloppés de Bacon...................................136

Salade de Crevettes Piquantes.....................................137

Boule de Fromage en petits pains 139

Chapitre 7 : snacks, desserts, et amuse-gueules 141

Flan à la cannelle, lait de coco, et œufs (Phase 1) 141

Rumaki : Tournedos de châtaigne d'eau (Phase 1) 144

Ailes de poulet et trempette au fromage bleu (phase 1) 147

Pudding Yorkshire (Phase 2).......................................150

Cookies meringués au thé vert japonais (phase 1)......153

Nachos de Lard 155

Macaroni de Choux-Fleurs au Fromage...................157

Pizza à teneur faible en glucides.................................159

Concombre, Avocat, Fromage, et thon aromatisée 161

Champignons farcis Bacon et Fromage 162

Chapitre 8 : Recettes de diners 164

Galettes de bœuf, Feta, et légumes mélangés (Phase 1) 164

Salade, Saumon Grillé et Vinaigrette Italienne (Phase 1) 166

Saumon au four, poivrons grillés et Salsa (Phase 1) ...169

Poulet Ail et Citron 172

Pain de viande..174

Pizza à Croûte de Choux-Fleurs 177

Crevettes Turques à la sauce Alfredo Feta 181

Poisson à l'Ail, Beurre et Citron 184

Tilapia en croûte de parmesan et de lin 186

Délice de saumon...189

Pain Saumon Fromage 191

Mots de la fin **193**

À propos du co-auteur **195**

Téléchargez un autre livre gratuitement ..**199**

INTRODUCTION

Je tiens à vous remercier et à vous féliciter d'avoir choisi notre livre « Régime faible en glucides ». Ce livre contient des étapes et des stratégies éprouvées sur la façon dont vous pouvez réussir la transition vers un régime alimentaire à faible teneur en glucides. Vous découvrirez également comment vous pouvez manger tout en vous faisant plaisir et continuer de perdre du poids, avec des habitudes plus saines. De plus, vous apprendrez les avantages de la réduction de votre consommation de glucides. Et, ce livre va également vous expliquer et vous révéler comment gérer les effets secondaires. Enfin, nous allons également vous fournir 45 recettes de régime à faible teneur en glucides, que vous pourrez commencer tout de suite ! Merci encore d'avoir acheté ce livre, qui je l'espère, vous plaira.

Aussi, avant de commencer, je vous recommande de <u>vous joindre à notre bulletin électronique</u> pour recevoir les mises à jour sur les nouvelles versions de livres et les promotions à venir. Vous pouvez vous inscrire gratuitement, et en prime, vous recevrez un cadeau gratuit. Notre livre «

Erreurs Santé et remise en forme, vous en faites sans le savoir » ! Ce livre a été écrit afin de démystifier, d'exposer le faire et ne pas faire et enfin de vous donner les informations dont vous avez besoin pour obtenir la meilleure forme de votre vie. En raison de la quantité énorme de mésinformation et de mensonges proférés par les magazines et les auto-proclamés « gourous », il devient de plus en plus difficile d'obtenir des informations fiables pour être en forme. Plutôt que d'avoir à passer par des dizaines de sources biaisées, peu fiables voir non fiables pour obtenir vos informations de santé et de remise en forme. Tout ce dont vous avez besoin pour vous aider a été indiqué dans ce livre pour vous aider facilement à suivre, à obtenir immédiatement des résultats et à atteindre vos objectifs de fitness souhaités dans le plus court laps de temps.

Encore une fois, joignez-vous à notre bulletin électronique gratuit et recevez une copie gratuite de ce livre utile, s'il vous plaît visitez maintenant le lien d'inscription suivant :

www.hmwpublishing.com/gift

CHAPITRE 1 : QU'EST-CE QU'UN RÉGIME FAIBLE EN GLUCIDES ?

Plus souvent qu'autrement, quand on parle de régime, cela signifie un choix fade, une nourriture désagréable, un repas peu attrayant, qui n'inspire personne en rester dans une alimentation et une vie saine. Certains aliments sont également inefficaces et, après des mois à en consommer, la déception vous fait abandonner.

Vous ne devez pas être contrariés avec vos efforts de perte de poids. Comment le bacon croustillant et les œufs frits le matin sonnent pour mon régime ? Qu'en est-il du saumon fumé au fromage en crème pour le déjeuner ou ce steak cuit au beurre pour le dîner ? Ces choix de repas ne figurent généralement pas comme des plats que l'on peut manger dans un régime. Et si je vous dis que vous pouvez non seulement profiter de nombreuses recettes tout aussi délicieuses que celles mentionnées ci-dessus, et que vous allez perdre du poids tout en les mangeant ?

Cela semble trop beau pour être vrai, non ? Avec le régime faible en glucides, profiter de délicieux repas tout en perdant du poids est non seulement une possibilité mais aussi cela deviendra votre nouvelle habitude de vie saine. Qui ne voudrait pas être en mesure de manger presque tout, tout en étant toujours en bonne santé et en forme ?

Manger des repas savoureux et perdre du poids ?

Absolument ! Vous apprendrez que le régime alimentaire à faible teneur en glucides, va limiter vos glucides tout en vous permettant de profiter de repas savoureux et en vous faisant perdre du poids. Ce régime alimentaire est déficitaire en hydrates de carbone, mais il est gras et riche en protéines, de sorte que vous ne se sentez pas démunis et affamés.

Des plats gras et riches en protéines ? Ce n'est pas mal ? À première vue, cela ressemble à cela. Toutefois, lorsque vous regarderez en détail ce régime, il se concentre davantage sur les graisses saines et des protéines maigres, de plus il est riche en fibres. C'est tout ce qui est bon et dont votre corps a besoin.

De quelle façon un régime faible en glucides va m'aider à perdre du poids et à rester en bonne santé ?

Un régime à faible teneur en glucides est une approche révolutionnaire de la perte de poids et de plan santé qui a lancé beaucoup de régimes semblables à faible teneur en glucides et qui met l'accent sur la limitation des hydrates de carbone tout en se concentrant sur l'alimentation des graisses saines et des protéines maigres.

Est-ce que cela fonctionne ?

Oui ! En fait, c'est l'un des meilleurs régimes à faible teneur en glucides, et diverses recherches montrent que cela fonctionne. Si vous êtes une personne qui remplit sa journée avec beaucoup de glucides transformés, tels que des pommes de terre, des pâtes, du pain et qui ne mange pas beaucoup de légumes et de fruits, alors ce régime est ce que vous devez faire pour perdre du poids et devenir plus en santé et en forme.

Dans tout plan d'alimentation, le changement de vos habitudes alimentaires et des choix de repas est toujours la première et la plus difficile des étapes. Les nombreux et savoureux choix alimentaires du régime à faible teneur en glucides font de cette première étape, une étape plus facile que la plupart des autres régimes. Non seulement c'est une aide alimentaire pour perdre du poids, mais c'est aussi un régime alimentaire durable amenant à une approche d'une méthode de vie saine. Vous ne perdrez pas seulement du poids, cela va stimuler votre énergie et résoudre des problèmes de santé spécifiques, tels que le syndrome métabolique (SMet) et l'hypertension artérielle.

Comment cela fonctionne ?

L'accent principal du régime à faible teneur en glucides est le bon équilibre des glucides, des graisses et des protéines pour une santé optimale et une perte de poids. Selon ce régime, la haute teneur en glucides typique, le régime alimentaire faible en gras est la cause de l'obésité et des problèmes de santé connexes, tels que les maladies cardiaques et le diabète de type 2.

Ce régime souligne que vous n'avez pas à éliminer l'excès de gras et enlever les parties grasses de la viande. Ce qui est important, c'est de contrôler ou de limiter votre consommation de glucides. Pourquoi ? Manger trop de glucides, principalement la farine blanche, le sucre et les autres glucides raffinés conduit à un déséquilibre des niveaux de sucre dans le sang du corps, qui provoque des problèmes cardio-vasculaires et la perte de poids. En ce sens, le régime faible en glucides met l'accent sur la restriction des glucides et favorise plus la consommation de matières grasses et de protéines. Gardez à l'esprit, cependant, que cette nourriture n'est pas un régime riche en protéines.

Suivez vos glucides nets

Les glucides sont les sucres, les amidons, les fibres que l'on trouve dans les céréales, les légumes, les produits laitiers et les fruits. Ce sont des micronutriments, ce qui signifie que ce sont l'une des trois principales façons, avec les matières grasses et les protéines, qui donnent à votre corps les calories et l'énergie dont il a besoin.

Alors que la plupart des autres régimes surveille les grammes de matières grasses ou les calories, le régime alimentaire à faible teneur en glucides ne nécessite pas de contrôle des portions ou de comptage des calories. Ce qu'il faut, c'est suivre vos glucides nets. Lorsque vous limitez les glucides nets de vos repas, votre corps va progressivement apprendre à utiliser et à brûler la graisse stockée du corps, ce qui entraîne une perte de poids et une meilleure santé.

Comment puis-je suivre mes glucides nets ?

Les glucides nets sont la teneur totale en glucides (total en grammes) d'aliments ou de plats, moins leur teneur en fibres (total en grammes). Par exemple, une tasse de chou-fleur a 5,3 grammes de glucides au total et 2,4 grammes de fibres, ce qui lui donne une teneur en glucides net de 2,8 grammes. Pourquoi soustrayons-nous les grammes de fibres ? Nous faisons cela parce que le corps n'absorbe pas les fibres et qu'elles contribuent à ralentir l'absorption des glucides.

Lorsque vous comptez les glucides nets par repas, vous allez commencer à enseigner à votre corps à brûler ses graisses stockées et à réguler la glycémie, qui vous aide à atteindre votre poids idéal et une santé optimale, sans ressentir la faim ou vous sentir privés.

Garder la trace de votre consommation de glucides nets vous aidera à identifier votre tolérance aux glucides ou les grammes de glucides nets que vous pouvez consommer tous les jours sans perdre du poids ou gagner du poids. Plus vous en apprendrez au sujet de votre tolérance aux glucides, mieux vous pourrez planifier vos repas pour chaque jour.

Ai-je encore besoin d'exercices physiques ?

En plus de manger des repas sains à faible teneur en glucides, les exercices physiques sont essentiels à la perte de poids et au maintenir votre poids idéal. Alors, choisissez-vous une activité physique qui conviendra à votre style de vie et à vos besoins. Bougez et essayer d'être actif pendant au moins 20 minutes (ou plus) chaque jour.

Les phases du régime à faible teneur en glucides

Ce régime à faible teneur en glucides à 4 phases. En fonction de vos objectifs de perte de poids et de vos besoins, vous pouvez commencer votre régime alimentaire par l'une ou l'autre des trois premières étapes.

Phase 1 : L'introduction

Cette étape est stricte. Vous devrez supprimer presque tous les glucides de votre alimentation et de manger seulement 20 grammes de glucides nets par jour, la plupart du temps vous les obtenez dans les légumes. Au lieu d'obtenir 45-65 pour cent de votre besoin en calories pour la journée à partir des glucides, vous en obtenez seulement 10 pour cent. Au cours de cette phase, vous devrez vous en tenir à la liste des légumes de base, qui sont des légumes à faible teneur en glucides, comme les poivrons, les haricots verts, le concombre, le céleri, le brocoli, les asperges, etc., et ils devraient être la principale source des 12 -15 grammes de vos glucides nets de la journée. Chaque repas doit inclure des protéines, comme les œufs, la viande, la volaille, les crustacés et, le poisson. Il n'y a pas besoin de limiter les graisses et les huiles à ce stade, mais vous aurez besoin d'enlever la plupart de l'alcool, noix, céréales, pâtes, pain, produits de boulangerie sucrés et fruits au cours de cette étape.

Phase 2 : L'équilibrage

Au cours de cette période, vous continuerez à consommer 12-15 grammes de glucides nets des légumes de base et évitez les aliments contenant du sucre ajouté. Vous allez incorporer lentement des glucides riches en nutriments dans votre alimentation au cours de cette étape, comme les graines et les noix, les baies, le melon ou les cerises, les légumineuses, le jus de tomate, et plus de légumes. Vous allez continuer à perdre du poids pendant cette phase et vous resterez dans cette étape jusqu'à ce que vous approchiez votre objectif de poids (à environ 4,5 kg de celui-ci). Au cours de cette période, vous pouvez augmenter vos glucides nets par jour à 25-50 grammes.

Phase 3 : Le pré-entretien

C'est l'étape où vous pouvez élargir progressivement la

gamme de nourriture que vous mangez, y compris les grains entiers, les féculents et les fruits supplémentaires. Vous pouvez également ajouter environ 10 grammes de glucides dans votre alimentation chaque semaine, en les réduisant lorsque vous remarquez que votre perte de poids s'arrête. C'est là que découvrirez votre gamme de tolérance aux glucides. Vous séjournerez dans cette étape jusqu'à ce que vous atteigniez votre objectif de poids. Au cours de cette phase, vous pouvez augmenter vos glucides nets par jour à 50-80 grammes.

Phase 4 : L'entretien à vie

Une fois que vous avez atteint votre objectif de poids, vous passez à cette étape, qui deviendra votre planification des repas à vie. Vous devrez maintenir vos glucides nets par jour entre 80-100 grammes.

Combien de poids puis-je m'attendre à perdre ?

Au cours des deux premières semaines de la phase d'introduction, vous pouvez perdre environ 6,8 kg (15 livres).

Ce régime est connu pour d'abord perdre le poids en eau. Puis en le continuant vers la phase 2 et 3, vous aurez une meilleure idée de votre tolérance aux glucides, ce qui vous aidera à planifier vos repas afin que vous ne mangiez pas plus de glucides que votre corps peut en gérer.

Chapitre 2 : Liste des aliments acceptables

Que puis-je manger ? Eh bien, pour rendre ceci simple, ceci est un guide accessible de la liste des aliments que vous pouvez manger à chaque étape. J'ai aussi inclus les glucides nets des aliments les plus courantes que vous pouvez choisir de planifier vos repas quotidiens.

Phase 1 : Introduction - 20 grammes de glucides nets par jour (12 à 15 grammes de glucides nets en légumes)

Vous êtes libre de profiter de la plupart des viandes, de la volaille et du poisson, car ils ne contiennent pas de glucides. Cependant, reportez-vous à la liste ci-dessous pour vous assurer que vous obtenez vos 12 à 15 grammes de glucides nets dans les légumes aussi.

Tous les poissons, comprenant	Toutes les volailles, comprenant	Tous les fruits de mer, comprenant	Toutes les viandes, comprenant	Des œufs***, tous les styles, y compris
Morue	Poulet	Palourdes	Cerf	À la coque
Flet	Poulet de Cornouailles	La chair de crabe	Veau	Brouillé
Flétan		Homard	Porc	Poché
Hareng	Canard	Moules*	Agneau	Omelette
Saumon	Oie	Huîtres*	Jambon**	Dur
Sardines	Autruche	Crevette	Bœuf	Frit
Sole	Faisan	Calamar	Bacon**	Mimosa
Truite	Caille			
Thon	Dinde			

* Moules et huîtres ont plus d'hydrates de carbone, donc limitez votre consommation à environ 4 onces (110 grammes) par jour.

** Certaines viandes transformées, comme le jambon et le bacon le sont avec du sucre, ce qui ajoute plus de glucides. Si possible, restreignez les autres viandes et charcuterie ayant des nitrates ajoutés.

*** Les œufs sont l'un des aliments les plus nutritifs de la nature. Ils sont donc parfaits en petit déjeuner dans le régime alimentaire à faible teneur en glucides. Vous pouvez être créatif avec vos œufs, ajoutez des oignons, des champignons, et même du poivre vert. Vous pouvez également charger votre plat avec du fromage feta et le saupoudrer ou le garnir d'origan, de basilic et autres herbes.

D'autres aliments acceptables

Fromage à pâte semi-molle, ferme, fromage âgé riche en matières grasses

(85 à 110 grammes par jour)

Fromage	Portion	Glucides nets
Suisse	28 g.	1 g.
Roquefort et autres fromages bleus	2 cuillères à soupe	0,4 g.
Mozzarella, lait entier	28 g.	0,6 g.
Gouda	28g.	0.6g.
Fromage à la crème, fouettée	2 cuillères à soupe	0,8 g.
Fromage de vache, brebis et chèvre	28 g.	0,3 g.
Cheddar	28 g.	0,4g.
Feta	28 g.	1,2 g.
Parmesan, bouchées	1 cuillère à soupe	0,2 g

Garnitures de Salade	Portion	Glucides nets
Crème aigre	2 cuillères à soupe	1,2 g.
Champignons sautés	1 demi tasse	1 g.
Émincé d'œuf dur	1 Œuf	0,5 g.
Fromages râpés	Voir le tableau ci-dessus pour les glucides nets des fromages	
Bacon croustillant émietté	3 tranches	0 g.

Légumes et salades (2 à 3 tasses par jour)	Épices	Édulcorants artificiels	Boissons	Matières grasses (1 cuillère à soupe)

Oseille	Toutes les épices, au goût, mais sans sucre ajoutés	Sucralose, stevia ou saccharine - 1 paquet est égal à 1 gramme de glucides nets	L'eau (au moins huit 8 verres par jour), y compris, de l'eau minérale, de l'eau filtrée, de l'eau du robinet, et de l'eau de source	Noyer
Laitue romaine				
Radis				Pressée à froid, ou les huiles végétales pressées, l'huile d'olive première pression à froid est l'une des meilleures
Radicchio				
Poivrons				
Persil				
Champignons				
Mâché				
Salade				
Jícama				
Fenouil				
Scarole			Du lait d'amande / soja	Tournesol*
Endive				
Radis blanc				Soja*

* Toujours mesurer les salades de légumes crus.

* 1 à 2 tasses de thé contenant de la caféine ou du café si autorisé et désiré et si vous pouvez le tolérer. Si vous ressentez des envies ou de l'hypoglycémie, alors ne buvez pas de boissons à la caféine. Si vous avez une dépendance à la caféine, la phase d'introduction est la meilleure étape pour briser son habitude.

* Jus de lime et de citron : limitez à peu de cuillères à soupe par jour

* Lors de l'utilisation de ces huiles, ne laissez pas les températures devenir trop élevées. Pour faire des sautés, utilisez de l'huile d'olive. Pour la vinaigrette de la salade ou des légumes cuits, du sésame ou de l'huile de noix, ne les utilisez pas pour la cuisson.

Légumes de base

Légume	Portion	Glucides nets (g.)
Luzerne en choux (crue)	1/2 Tasse	0
Artichaut (Mariné)	1	1
Roquette (crue)	1/2 Tasse	0,2
Asperges (cuites)	6 tiges	1.9
Avocat, Haas	1/2 fruit	1.3
Betterave potagères (cuites)	1/2 Tasse	1.8
Poivron vert, haché (cru)	1/2 Tasse	2.2
Poivron rouge, haché (cru)	1/2 Tasse	3
Chou de Chine : Bok choy (cuit)	1/2 Tasse	0,4
Brocoli (cuit)	1/2 Tasse	1.8

Brocoli-rave (cuit)	1/2 Tasse	1.2
Broccolini (cuit)	3, chaque	1.9
Choux de Bruxelles (cuit)	1/2 Tasse	3.5
Champignon de Paris (cru)	1/2 Tasse	0,8
Chou (cuit)	1/2 Tasse	2.7
Chou-fleur (cuit)	1/2 Tasse	1.7
Céleri (cru)	1 tige	1
Tomate Cerise	10, chaque	4.6
Chicorée sauvage (crue)	1/2 Tasse	0,1
Chou cavalier (cuit)	1/2 Tasse	1
Concombre, découpé en tranches (cru)	1/2 Tasse	1.6

Radis blanc, râpé (cru)	1/2 Tasse	1.4
Aubergine (cuite)	1/2 tasse	2.3
Endive (crue)	1/2 Tasse	0,1
Scarole (crue)	1/2 Tasse	0,1
Fenouil (cru)	1/2 Tasse	1.8
Ail, haché (cru)	2 c. à soupe	5.3
Haricots verts (cuits)	1/2 Tasse	2.9
Cœur de palmier	1 chaque	0,7
Jícama (cru)	1/2 Tasse	2.6
Chou frisé (cuit)	1/2 Tasse	2.4
Chou-rave (cuit)	1/2 Tasse	4.6
Poireaux (cuits)	2 c. à soupe	3.4

Salade, moyenne (crue)	1/2 Tasse	0,5
Gombo (cuit)	1/2 Tasse	1.8
Olives noires	5, chaque	0,7
Olives vertes	5, chaque	0,1
Cornichon, aneth	1, chaque	1
Champignons Portobello (cuits)	1, chaque	2.6
Citrouille, en purée (cuit)	1/2 Tasse	4.7
Radicchio (cru)	1/2 Tasse	0,7
Des radis (cru)	1, chaque	0,2
Oignon rouge ou blanc, haché (cru)	2 c. à soupe	1.5
Rhubarbe (crue)	1/2 Tasse	1.8

Choucroute (égouttée)	1/2 Tasse	1.2
Cébette, haché (crue)	1/2 Tasse	2.4
Échalote, haché (brut)	2 c. à soupe	3.4
Pois mange-tout (cuits)	1/2 Tasse	5.4
Courge spaghettis (cuit)	1/2 Tasse	4
Épinard	1/2 Tasse	1
Épinard (cru)	1/2 Tasse	0,2
Choux, Haricots mungo (cru)	1/2 Tasse	2.2
Bette (cuite)	1/2 Tasse	1.8
Tomate (cuite)	1/2 Tasse	8.6
Tomate, petite (crue)	1, chaque	2,5

Navet (cuit)	1/2 Tasse	2.4
Fanes de Navets (cuits)	1/2 Tasse	0,6
Cresson (cru)	1/2 Tasse	0,1
Courge jaune (cuite)	1/2 Tasse	2.6
Zucchini (cuit)	1/2 Tasse	1.5

Vous aurez besoin de manger environ 12 à 15 grammes de glucides nets par jour en légumes, ce qui peut être plusieurs tasses, en fonction de la teneur réelle en glucides des légumes. Une Tasse (égal un verre de 24 centilitre plein) équivaut à peu près à la grosseur d'une balle de base-ball en légumes.

Herbes et épices		
Herbes / Épices	Portion	Glucides nets (g.)
Basilic	1 c. à soupe	0
Poivre noir	1 c. à café	0,9
Poivre de Cayenne	1 c. à soupe	0
Ciboulette (Fraîche ou déshydratée)	1 c. à soupe	0,1
Coriandre	1 c. à soupe	0
Aneth	1 c. à soupe	0
Ail	1 gousse	0,9
Gingembre, Frais, râpé	1 c. à soupe	0,8

Origan	1 c. à soupe	0
Persil	1 c. à soupe	0,1
Romarin, séché	1 c. à soupe	0,8
Sauge, sol	1 c. à café	0,8
Estragon	1 c. à soupe	0

Vinaigrettes

Herbes / Épices	Portion	Glucides nets (g)
Vinaigre balsamique	1 c. à soupe	2.7
Fromage bleu	2 c. à soupe	2.3
César	2 c. à soupe	1
Italienne, crémeuse	2 c. à soupe	3
Jus de citron	2 c. à soupe	2
Jus de citron vert	2 c. à soupe	2.4
Ranch	2 c. à soupe	1.4
Vinaigre de vin rouge	1 c. à soupe	0

> Une salade préparée sans sucre ajouté ne doit pas avoir plus de 2 grammes de glucides nets par portion (1 à 2 cuillères à soupe est acceptable). Sinon préparez la vôtre.

** Si vous décidez de rester dans la phase 1 pendant plus de 2 semaines, vous pouvez échanger 3 grammes de glucides nets de certains des légumes de base avec 3 grammes de glucides nets de graines ou de noix. Ne laissez pas vos glucides nets des légumes de base aller en dessous 12 grammes.

La transition en un coup d'œil

Pour vous donner une meilleure vue des transitions entre chaque phase, voici une ligne directrice générale des aliments que vous êtes autorisé à manger pendant chaque phase

Phase 1 : Introduction	Phase 2 : Équilibre	Phase 3 : Pré-entretien	Phase 4 : Maintenance
20 grammes net de glucides par jour (12 à 15 grammes de glucides nets en légumes).	20 à 25 grammes de glucides net par jour.	50 à 80 grammes de glucides net par jour.	80 à 100 grammes de glucides net par jour.

Aliments acceptables	Aliments acceptables	Aliments acceptables	Aliments acceptables
Légumes de base	Légumes de base	Légumes de base	Légumes de base
Les bons gras	Les bons gras	Les bons gras	Les bons gras
Les protéines	Les protéines	Les protéines	Les protéines
La plupart des fromages	La plupart des fromages	La plupart des fromages	La plupart des fromages
Graines et noix	Graines et noix	Graines et noix	Graines et noix
		Melon, cerises, ou baies	Melon, cerises, ou baies
		Fromage	Fromage

	Aliments supplémentaires acceptés	**Aliments supplémentaires acceptés**	D'autres fruits Grains entiers Légumes féculents
	Melon, cerises, ou baies Fromage cottage, lait entier, ricotta ou yaourt grec Légumineuses Jus de tomate	D'autres fruits Grains entiers Légumes féculents	

Pendant la transition entre les phases, souvenez-vous de

regarder votre tolérance aux glucides. La clé est de trouver combien de glucides nets par jour, vous pouvez consommer sans perdre, ni prendre de poids une fois que vous avez atteint votre objectif de poids.

Chapitre 3 : cétose - Brûler les graisses et perdre du poids

Maintenant que vous en êtes à presque commencer ce régime faible à teneur en glucides, voici un guide accessible à des aliments acceptables pour chaque phase.

Le corps utilise généralement du glucose, dérivé des glucides, pour l'énergie dont il a besoin dans la journée, principalement pour alimenter le cerveau. Lorsque vous démarrez un régime faible en glucides, vous limitez votre consommation de glucides contenus habituellement dans de nombreux grignotines, féculents, la plupart des fruits, pâtes, pain et sucre. Parce que votre corps est alimenté faiblement en sa principale source d'énergie, le glucose à partir des glucides, votre corps est poussé dans ce qu'on appelle un état de cétose, ce qui signifie que votre corps va maintenant chercher d'autres sources d'énergie. Il va commencer à brûler les graisses pour son carburant, ainsi, vous encouragez votre corps à perdre l'excès de graisse. Quand votre corps brûle les graisses et l'utilise pour le carburant, il produit des cétones, qui deviennent la source d'énergie principale du corps. Ceci est connu comme cétose, c'est la clé qui permet au régime faible en glucides de faire une perte de poids et du plan de santé.

Les 10 signes de cétose

Quand votre corps est en état de cétose, il subit de nombreuses adaptations biologiques, y compris la répartition de la graisse et la réduction de l'insuline. Lorsque cela se produit, votre foie va commencer à produire de plus grandes quantités de cétones pour alimenter votre cerveau en énergie. Cependant, il peut être difficile de déterminer si votre corps est dans l'état de cétose ou non. Voici les 10 symptômes les plus courants et les signes de cétose, avec à la fois les effets positifs et négatifs.

Mauvaise haleine

Ceci est un effet secondaire commun de l'alimentation à faible teneur en glucides et des autres régimes similaires une fois que quelqu'un atteint sa pleine cétose. En raison des niveaux élevés de cétone dans votre corps, votre souffle prendra une odeur fruitée. La cétone spécifique qui provoque la mauvaise haleine est l'acétone, les deux existent dans l'haleine et l'urine.

Pour éviter les interactions sociales difficiles, vous aurez besoin de vous brosser les dents plusieurs fois par jour ou mâcher de la gomme sans sucre. Ne vous inquiétez pas, ce n'est pas une chose permanente. La mauvaise haleine disparaîtra après un certain temps de régime.

Perte de poids

Ceci est le signe et symptôme que vous souhaitez atteindre. Quand votre corps est dans un état de cétose, vous ferez l'expérience à la fois à court terme et à long terme de la perte de poids. Au cours des 2 premières semaines de la phase 1, vous perdrez du poids plus rapidement. Cependant, la majeure partie du poids que vous éliminez au cours de cette phase est principalement l'eau et les glucides stockés.

Après la chute initiale de votre poids, vous allez

constamment perdre votre graisse corporelle, aussi longtemps que vous vous en tenez au plan d'alimentation.

L'augmentation dans le sang de cétones

L'une des traces d'un régime à faible teneur en glucides est l'augmentation des cétones et les taux réduits de sucre dans le sang du corps. Pendant votre transition, le corps utilise le glucose à partir des glucides comme source d'énergie pour brûler les graisses et utilise la cétone comme principale source d'énergie, donc les niveaux de cétone dans le sang augmente.

Si vous voulez connaître le niveau de cétones présent dans votre corps, un mesureur spécialisé dans la mesure des bêta-hydroxybutyrate (BHB), l'une des cétones primaires, dans le sang. Ceci est un moyen précis de test. Cependant, c'est un peu cher, donc la plupart des gens vont tester une fois par semaine ou toutes les 2 semaines.

Augmentation de cétoniques dans l'haleine ou l'urine

Une autre façon de mesurer les taux de cétone dans le sang

est en utilisant un analyseur d'haleine, qui surveille l'acétone, l'un des cétones primaires, dans le sang lorsque le corps est en cétose. Ce test est aussi précis, mais moins fiable que la méthode de surveillance du sang.

En outre, d'une part les bandes indicatrices peuvent également être utilisés pour mesurer la présence de cétone dans l'urine. Vous pouvez utiliser cette méthode quotidiennement. Cependant, ces bandes ne sont pas considérées comme très fiables.

Suppression de l'appétit

Ce symptôme spécifique est encore à l'étude, mais beaucoup de gens affirment que leur faim diminue. Les premières études suggèrent que cela peut être dû à l'augmentation des légumes et à l'apport en protéines, ainsi qu'aux changements des hormones de la faim du corps. Il est également émis l'hypothèse que les cétones peuvent affecter le cerveau d'une manière que cela réduit l'appétit. Donc, si vous n'avez pas besoin de manger aussi souvent qu'avant ou que vous vous sentez rassasié, vous pouvez être en cétose.

Fatigue et faiblesse à court terme

Lorsque votre corps fait sa première transition vers la cétose, il peut causer de la fatigue et de la faiblesse. Ce symptôme de cétose peut vous faire tenter d'arrêter le régime alimentaire à faible teneur en glucides avant d'entrer dans la cétose complète et de récolter les différents avantages à long terme.

Ces symptômes font partie du processus naturel. Votre corps fonctionnait avec du glucose produit à partir des glucides pendant longtemps si bien que cela prendra un certain temps avant qu'il ne s'adapte parfaitement à ce nouveau système. La réalisation de la cétose complète ne se produit pas du jour au lendemain. Il faudra environ 7 à 30 jours.

Alors accrochez-vous. N'abandonnez pas. Prenez des suppléments à base d'électrolytes pour réduire la fatigue. Votre corps va perdre beaucoup d'électrolytes au cours des premières phases du régime puisque le corps éliminera beaucoup d'eau et d'aliments transformés qui contiennent du sel ajouté. Essayer d'obtenir 300 mg de magnésium, 1 000 mg de potassium et 2 à 4000 mg de sodium par jour.

Diminution des performances à court terme

La suppression des glucides comme source d'énergie peut entraîner une fatigue générale, ce qui se traduit par une diminution des performances physiques. Ceci est causé principalement par la réduction du glycogène dans les muscles, qui constitue la source d'énergie principale la plus efficace pendant les exercices de haute intensité.

Quand votre corps est dans un état de cétose, vous brûlez les graisses encore plus efficacement. Des études montrent que les gens qui suivent un régime faible en glucides consomment 230 pour cent de gras de plus que ceux qui ne le suivent pas.

Augmentation de l'énergie et de la concentration

Lorsque vous êtes dans les premières phases du régime à faible teneur en glucides, vous pouvez rencontrer ce que les gens disent, comme le sentiment d'être malade, fatigué, et de cerveau dans le brouillard. Les personnes à régime faible en glucides ont appelé cela la « grippe céto » ou la « grippe faible en glucides. »

Ne vous inquiétez pas, comme mentionné plus haut, ces symptômes sont temporaires. Quand votre corps aura complété cette transition, votre énergie et votre concentration seront de retour, voir même augmentés. Il faut quelques jours à votre corps pour s'adapter et commencer à brûler les graisses pour l'énergie.

Problèmes digestifs

Le régime faible en glucides implique un changement significatif de certains aliments que vous mangez. Vous pouvez rencontrer la diarrhée ou la constipation au début pendant les premières phases de transition. Ces symptômes finiront par se calmer. Juste être conscient et se rappeler des aliments qui causent des problèmes digestifs.

Insomnie

Lorsque vous changez votre régime alimentaire et de réduisez votre consommation de glucides, cela peut devenir un problème pour vous. Cela va s'améliorer généralement après quelques semaines. Quand votre corps aura adopté avec succès à le régime à faible teneur en glucides, vous dormirez mieux qu'avant que vous ne changiez votre alimentation.

Quand est-ce que la cétose devient une préoccupation ?

Les symptômes de la cétose disparaissent lentement après la première phase du régime alimentaire à faible teneur en glucides. Lorsque vous augmenterez progressivement votre consommation de glucides pour trouver votre tolérance aux glucides ou l'équilibre de vos glucides, le nombre de glucides que vous pouvez manger sans perdre ou gagner du poids.

Cependant, vous devez garder un œil sur les niveaux élevés de cétones. Cela peut être toxique et peut causer une acidocétose, une condition qui se produit souvent chez les personnes atteintes de diabète de type 1, dont le taux de glycémie et d'insuline ne sont pas contrôlés. Cette situation est peu probable dans le régime alimentaire à faible teneur en glucides. Néanmoins, si vous ressentez des symptômes tels que la bouche sèche, la peau sèche, des maux d'estomac, des vomissements, une raideur musculaire, des maux de tête, une diminution de la vigilance, une respiration rapide, consultez immédiatement un fournisseur de soins médicaux pour vous assurer que votre corps va bien au moment de passer en cétose.

Puis-je suivre un régime faible en glucides si je suis végétarien ?

Il est possible de suivre le régime alimentaire lorsque vous êtes végétarien et même végétalien, mais il sera plus difficile.

Si vous êtes végétarien ou végétalien, vous devrez sauter la première phase de l'alimentation, qui limite votre consommation de glucides.

Si vous êtes végétarien, vous pouvez manger beaucoup de graines et de noix et utiliser des aliments à base de soja comme source de protéines. Vous pouvez également obtenir des protéines venant du fromage et des œufs. L'huile de noix de coco et l'huile d'olive sont une excellente source de matières grasses d'origine végétale.

Les ovo-lacto-végétariens peuvent aussi manger du fromage, des œufs, la crème, du beurre et autres produits laitiers riches en matières grasses.

Si vous êtes végétalien, vous pouvez obtenir votre protéine à partir de graines, de noix, de soja, des légumineuses et des céréales riches en protéines, comme le quinoa.

Si vous suivez un régime sans gluten, il vous sera également facile de coller à l'alimentation à faible teneur en glucides. Les aliments contenant du gluten sont riches en hydrates de carbone. Les gens qui suivent le régime faible en glucides mangent habituellement moins de gluten que les gens qui ont un régime standard.

Le régime à faible teneur en glucides est aussi un régime pauvre en sel puisque vous aurez besoin de rester loin des aliments préparés et en conserve autant que vous le pouvez, les aliments préparés le sont également avec du sucre ajouté, des mauvaises graisses, et plus de glucides.

Les avantages de la santé du régime à faible teneur en glucides

Si vous avez encore des doutes sur l'opportunité de changer pour un régime alimentaire à faible teneur en glucides, alors voici 10 avantages prouvés qui vous feront sûrement sauter dans le train :

Réduction de l'appétit

Le pire effet secondaire des régimes est la faim. C'est aussi l'une des principales raisons pour lesquelles la plupart des gens se sentent malheureux et finissent par renoncer à leur régime alimentaire.

L'une des meilleures choses à propos du régime alimentaire à faible teneur en glucides est qu'il conduit instantanément à la suppression de l'appétit. Des études révèlent systématiquement que la réduction des glucides et que manger plus de graisses saines et de protéines à pour résultat de manger beaucoup moins de calories, sans même essayer de le faire.

En fait, lorsque les chercheurs comparent les régimes

alimentaires faible en gras au régime à faible teneur en glucides, il a été constaté que les personnes qui suivent un régime faible en matière grasses devaient restreindre de beaucoup l'apport calorique pour rendre les résultats comparables à ceux du régime à faible teneur en glucides.

Dans un régime à faible teneur en glucides, vous n'avez même pas à essayer cela. Lorsque vous réduisez vos glucides, votre appétit va naturellement descendre. Par conséquent, vous mangerez moins de calories.

Perte de poids

Des études montrent que la réduction de l'apport en glucides est l'un des moyens les plus faciles, les plus simple, et les plus efficaces pour perdre le poids en excès. Les gens qui suivent un régime faible en glucides perdent du poids plus rapidement qu'avec un régime faible en gras, même par rapport aux régimes qui restreignent beaucoup leurs calories. D'autres études montrent qu'avec un régime faible en glucides, vous pouvez perdre du poids environ 2 à 3 fois plus, sans avoir faim.

La perte de poids est rapide, en particulier au cours des 6 premiers mois d'alimentation. Gardez à l'esprit, que quand vous perdez du poids en suivant un régime faible en glucides, cela ne signifie pas que vous pouvez recommencer à manger les mêmes vielles choses d'avant. Ce régime est un mode de vie que vous devrez tenir continuellement.

Perte de ventre

Pas toutes les graisses du corps sont les mêmes. La où la graisse se trouve détermine la façon dont cela peut affecter votre santé et votre risque de développer certaines maladies. Notre corps a deux types de matières grasses, la graisse sous-cutanée viscérale ou celle d'obésité dans la cavité de l'abdomen. La graisse viscérale est le type de graisse qui a tendance à s'embarquer autour des organes.

Lorsque vous avez beaucoup de graisse au ventre, la graisse viscérale peut entraîner une résistance à l'insuline, l'inflammation et provoquer un dysfonctionnement métabolique.

Le régime faible teneur en glucides est très efficace pour

réduire la graisse viscérale nuisible, ce qui réduit la grosseur de votre taille. Au fil du temps, cela permettra de réduire votre risque de développer un diabète de type 2 et les maladies cardiaques.

Diminution des triglycérides

Les triglycérides sont des molécules de graisse. Des niveaux plus élevés de triglycérides vous mette à risque de l'athérosclérose ou du rétrécissement et du durcissement des artères de l'athérosclérose, ce qui provoque des accidents vasculaires cérébraux, crises cardiaques et des maladies vasculaires périphériques. Des triglycérides élevés provoquent également une pathologie de foie gras et la pancréatite.

La principale cause d'avoir un taux élevé en triglycérides est de trop manger et de trop consommer de glucides, et en particulier trop de sucres transformés, comme le fructose. Lorsque vous réduisez votre consommation de glucides, cela abaisse aussi les taux de triglycérides dans votre corps.

Augmentation des lipoprotéines de haute densité (les niveaux HDL)

Il existe 2 types de cholestérol, HDL ou lipoprotéines de haute densité et LDL ou lipoprotéines de basse densité. Ils ne sont pas du cholestérol comme la plupart croient en appelant le LDL « mauvais cholestérol » et le HDL « bon cholestérol ». Ce sont, en fait, les lipoprotéines qui transportent le cholestérol tout autour du sang.

Le LDL transporte le cholestérol du foie vers le reste du corps, tandis que le HDL transporte le cholestérol loin de votre corps vers le foie où il peut être éliminé ou réutilisé.

Lorsque vous avez des niveaux élevés de HDL dans le corps, cela réduit le risque de maladie cardiaque puisque le cholestérol est efficacement porté au foie. Lorsque vous êtes sur un régime alimentaire à faible teneur en glucides, vous augmentez votre consommation de bonnes graisses, ce qui augmente les niveaux de HDL.

Lorsque vous faites le régime faible en glucides, vous augmentez votre taux de HDL et vous abaissez votre taux de triglycérides en même temps, ce qui diminue efficacement le risque de développer une maladie cardiaque.

Amélioration des protéines LDL

LDL ou ce que la plupart des gens appellent « mauvais cholestérol », comme vous l'avez appris plus tôt n'est pas du cholestérol, mais est une protéine transportant le cholestérol du foie vers le sang.

On sait que les personnes ayant des niveaux élevés de LDL sont plus susceptibles d'avoir des crises cardiaques. Cependant, les scientifiques ont récemment remis en question les types de LDL, pas tous les LDL créé la même chose. Ils ont découvert que la taille des particules est importante. Les personnes ayant de petites particules LDL ont un risque élevé de maladies cardiaques, tandis que la plupart de ceux ayant des particules plus grandes ont un faible risque.

Le régime à faible teneur en glucides aide à transformer les petites particules de LDL en particules plus massives, ce qui en même temps, réduit le nombre de particules LDL dans le sang.

Réduction des taux de sucre sanguin et d'insuline

Les glucides se décomposent en sucres simples, principalement le glucose, qui est facilement absorbé par le corps. Lorsque vous mangez beaucoup de glucides, cela augmente les taux de sucre de votre corps. Pour faire face aux niveaux élevés de sucre, vos glandes surrénales produisent des hormones appelées insuline pour amener le glucose dans les cellules et le brûler pour l'utiliser comme énergie.

Pour les personnes les plus saines, le corps réagit rapidement pour minimiser la pointe de sucre et l'empêche de causer des dommages. Cependant, les gens développent une certaine résistance à l'insuline, c'est une condition où le corps est incapable d'utiliser efficacement l'insuline pour brûler et utiliser le glucose comme énergie, conduisant à des niveaux élevés de sucre et d'insuline dans le corps.

Le régime faible en glucides offre une solution pour ces deux conditions. Lorsque vous réduisez vos glucides, cela vous permet de réduire le taux de sucre et d'insuline de votre corps en même temps.

Abaissement de la pression artérielle

La tension artérielle élevée ou l'hypertension est un facteur de risque pour de nombreuses maladies, comme l'insuffisance rénale, les accidents vasculaires cérébraux, les maladies cardiaques, et bien d'autres.

Dans une étude publiée dans les « Archives of Internal Medicine » montre qu'un régime faible en glucides, comme ce régime à faible teneur en glucides, aide efficacement les personnes obèses ou en surpoids, à perdre du poids, et dont beaucoup avaient des problèmes de santé chroniques, comme du diabète et de l'hypertension artérielle.

Traitement du syndrome métabolique

Lorsque vous consommez trop de gras, cela peut causer et conduire à diverses conditions, telles qu'hypertriglycéridémie et un taux de cholestérol, l'excès de graisse du corps, en particulier autour de la taille, le taux de sucre dans le sang, et l'augmentation de la tension artérielle. Toutes ces conditions produisent un ensemble appelé syndrome métabolique, qui augmente le risque de diabète, les accidents vasculaires cérébraux et les maladies cardiaques.

Vous avez appris plus tôt qu'un régime à faible teneur en glucides résout efficacement toutes ces conditions, les empêche également de manière efficace et traite le syndrome métabolique. Avec le régime à faible teneur en glucides, vous frappez beaucoup de cibles en réduisant simplement le nombre de glucides que vous consommez.

Thérapeutique pour plusieurs troubles cérébraux

On sait que le cerveau a besoin de glucose pour fonctionner. D'autre part, il est peu connu que certaines parties du cerveau ne peuvent brûler le glucose, ce qui explique pourquoi le foie produit du glucose en protéines quand une personne n'a pas de glucides.

Mais la grande partie du cerveau brûle et utilise aussi les

cétones, qui sont formés lorsque le corps ne reçoit pas suffisamment de glucides ou de glucose. C'est le processus dont le corps utilise la graisse, en particulier les corps gras stockés pour alimenter le cerveau.

Ce processus a été utilisé pendant des décennies pour traiter l'épilepsie chez les enfants qui ne répondent pas aux traitements médicamenteux. Dans de nombreux cas, le régime à faible teneur en glucides, peut guérir l'épilepsie chez les enfants grâce aux cétogènes. Dans une étude, cela réduit même considérablement les convulsions et parfois les crises cesse.

À l'heure actuelle, les régimes à très faible teneur en glucides ou cétogènes sont actuellement à l'étude pour d'autres troubles du cerveau, comme la maladie de Parkinson et la maladie d'Alzheimer.

Chapitre 4 : Comment traiter les effets secondaires du régime faible en glucides

Si vous êtes un débutant du régime alimentaire à faible teneur en glucides, vous pouvez rencontrer certains effets secondaires pendant que vous passez de votre alimentation régulière à une alimentation faible en glucides. Ce chapitre se concentrera sur les problèmes communs que vous rencontrerez et leurs solutions.

L'augmentation de votre consommation de sel et d'eau peut résoudre les problèmes les plus courants que vous rencontrerez. Si vous faites cela au cours de la première semaine de votre alimentation, vous réduirez la possibilité d'avoir l'un des problèmes énumérés ci-dessous, ou ils ne seront que mineurs.

La plupart des effets secondaires observés

La grippe d'introduction

Ceci est l'effet indésirable le plus fréquent chez la plupart des gens qui débutent un régime à faible teneur en glucides, car le régime est faible en glucides. Au cours de la première semaine de votre régime alimentaire, souvent du jour 2 à 4, vous pouvez sentir de l'irritabilité, avoir le cerveau dans le brouillard, une confusion, des nausées, de la léthargie et des maux de tête. Cela imite et ressemble aux symptômes d'une grippe, donc par conséquent, cela s'appelle la grippe d'introduction.

Un mal de tête est l'effet secondaire généralisée de la transition vers un régime faible en glucides. Vous vous sentirez aussi léthargique, fatigué et démotivé. Les nausées sont également courantes. Vous sentirez même votre « cerveau embrouillé », confus, et vous pouvez vous sentir comme si vous n'étiez pas intelligent du tout. Enfin, vous pouvez aussi devenir irritable, ce sera plus évident à vos amis et votre famille.

Traitement : Sel et Eau

Ne vous inquiétez pas. Ces symptômes disparaissent généralement après quelques jours. La meilleure nouvelle et encore que, vous pouvez facilement éviter ces symptômes. Ils sont souvent et traditionnellement causés par une carence en sel et une déshydratation due à une augmentation temporaire de la production d'urine.

Vous pouvez ajouter 1/2 cuillère à café de sel dans un verre d'eau de grande taille, le remuer jusqu'à dissolution et le boire. L'eau salée peut réduire ou éliminer les effets secondaires dans les 15 à 30 minutes. Si cela est utile pour vous, alors vous pouvez boire une fois par jour pendant la première semaine de votre transition. Vous pouvez également utiliser du bouillon, tel que le bouillon d'os de poulet ou de bœuf pour un meilleur goût.

Mangez plus de matières grasses

Lorsque vous faites un régime alimentaire à faible teneur en glucides, vous devez vous assurer que vous mangez assez de graisse saine pour vous sentir énergique ou repu. Dans le cas contraire, vous vous sentirez morts de faim et fatigué.

Manger suffisamment de graisse permettra d'accélérer votre transition et minimisera le temps que vous avez besoin pour faire passer ce sentiment de faiblesse lors du démarrage du régime alimentaire à faible teneur en glucides.

Comment puis-je obtenir assez de graisse ? Il y a beaucoup d'options, mais en cas de doute, ajoutez plus d'avocat, de beurre ou de ghi (ghee), d'huile de noix de coco, d'huile d'olive extra-vierge, et d'oméga-3. Ces bons gras se trouvent dans les fruits de mer, comme les sardines et le saumon, les noix, comme les noisettes, les graines, comme les graines de lin et les graines de chia et les légumes verts feuillus, comme le cresson, les épinards, le chou frisé et les choux de Bruxelles de votre régime.

Et si l'ajout de sel, d'eau et la graisse n'élimine pas la grippe d'introduction ? La meilleure chose à faire est de s'accrocher. Les symptômes disparaissent habituellement en quelques jours, le temps que votre corps s'adapte au régime à faible teneur en glucides, et commence à brûler ses graisses.

Si nécessaire, vous pouvez ajouter lentement un peu plus de

glucides à votre régime de transition tout en suivant le régime alimentaire à faible teneur en glucides. Toutefois, cette option n'est seulement qu'une dernière option, car cela ralentira le processus et rendra la perte de poids et l'amélioration de la santé moins évidente.

Crampes dans les jambes

Ceci est également un effet secondaire commun lors du démarrage du régime alimentaire à faible teneur en glucides, ou de tout régime faible en glucides. C'est généralement un effet secondaire mineur quand cela arrive, mais cela peut parfois être douloureux. Cet effet secondaire se produit en raison de la perte de minéraux, en particulier le magnésium, causée par une augmentation de la miction.

Comment puis-je éviter cela ?

Buvez du sel et de l'eau liquide en quantité suffisante. Cela réduira les pertes de magnésium et évitera les crampes dans les jambes. Si nécessaire, vous pouvez prendre un supplément de magnésium. Vous pouvez choisir 3 comprimés de magnésium à libération lente par jour, comme le « Mag64 » ou le « Slow-Mag » pendant 20 jours. Au bout de 20 jours, vous pouvez descendre à 1 comprimé par jour.

Si boire beaucoup de liquides, obtenir assez de sel, et prendre des suppléments de magnésium n'arrêtent pas les effets secondaires, vous pouvez, encore une fois, manger un peu plus de glucides, tout en gardant à l'esprit que cela aura une incidence sur l'impact du régime alimentaire à faible teneur en glucides.

Constipation

Lorsque vous débutez le régime faible en glucides, votre système digestif aura besoin d'un temps d'adaptation, et vous pouvez rencontrer des problèmes de grouillements dans l'intestin.

La constipation est souvent causée par la déshydratation, donc boire beaucoup de liquides. Lorsque vous faites un régime alimentaire à faible teneur en glucides, vous excrétez beaucoup de liquides de votre corps, et rend votre corps à absorber plus d'eau venant du côlon, ce qui assèche le contenu et provoque la constipation.

De même, vous avez besoin d'augmenter la consommation

de légumes et d'autres sources de fibres. Cela aidera les choses dans l'intestin à se déplacer, et réduit le risque de constipation. Vous pouvez ajouter des enveloppes de graines de psyllium dans vos boissons pour un ajout de fibres tout à fait faible en glucides.

Si les solutions mentionnées ci-dessus ne suffisent pas, utilisez du lait de magnésie pour soulager la constipation.

La mauvaise haleine et odeur du corps

Plus tôt, vous avez appris que la mauvaise haleine est un signe de cétose. Les gens éprouvent souvent une odeur fruitée de leur souffle et disent en général que cela leur rappelle celle du vernis à ongles. Ceci est l'odeur d'acétone, une sorte de cétone, qui est aussi un signe que votre corps consomme ses graisses, en les convertissant en cétones pour alimenter le cerveau. Certaines personnes sentent aussi cette odeur dans leur odeur corporelle s'ils transpirent beaucoup ou quand ils travaillent.

Tout le monde connaît une odeur de cétone sur leur haleine ou leur corps, et pour beaucoup de gens, ces effets secondaires ne sont que temporaires qui va souvent durer pendant environ 1 à 2 semaines. Comme le corps s'adaptera, il arrêtera la « fuite » de cétones dans la sueur et le souffle.

Cependant, pour certaines personnes, ces effets secondaires ne disparaissent pas, et ils peuvent causer un problème.

Comme les solutions précédentes mentionnées ci-dessus pour les autres effets secondaires, boire suffisamment de liquide et obtenir assez de sel peut le résoudre. Vous aurez la sensation d'une bouche se sèche au début du régime à faible teneur en glucides lorsque votre corps se met en cétose, cela signifie que votre bouche a moins de salive pour laver les bactéries, et se traduira par une forte respiration, donc vous aurez besoin de boire beaucoup de liquides.

En second lieu, vous devez avoir une bonne hygiène bucco-dentaire. Se brosser les dents deux fois par jour pour arrêter complétement l'odeur de la cétose, et aussi pour l'empêcher de se mélanger avec d'autres parfums. Comme mentionné précédemment, cet effet secondaire est temporaire et disparaîtra après une à deux semaines.

Enfin, si la durée devient un problème de long terme et que vous voulez vous en débarrasser, le moyen facile est de réduire le degré de cétose. Cela signifie que vous devrez manger un peu plus de glucides, environ 50 à 70 grammes de glucides par jour est suffisant pour sortir de cétose. Bien sûr, cela aura une incidence sur votre alimentation. Cela peut réduire la perte de poids et les bienfaits pour la santé, mais pour certaines personnes, un peu plus de glucides sont suffisants. Une autre option est de consommer environ 50 à 70 grammes de glucides par jour avec un jeûne par intermittence. Vous obtiendrez à peu près le même effet que d'un régime strict à faible teneur en glucides moins l'odeur.

Palpitations cardiaques

Au cours de la première semaine du régime à faible teneur en glucides, il est également fréquent de connaître un rythme cardiaque légèrement plus élevé. La déshydratation et le manque de sel sont une cause commune amenant votre cœur battre un peu plus difficilement. Quand il y a une quantité réduite de liquide circulant dans votre corps, le cœur pompe plus difficilement pour maintenir la pression artérielle.

Le traitement

Encore une fois, buvez beaucoup de liquides et ayez suffisamment de sel.

Si nécessaire

Si boire beaucoup d'eau et avoir assez de sel ne dégage pas des palpitations cardiaques, cela peut être le résultat des hormones de stress libérées pour maintenir les niveaux de sucre dans le sang. Ceci est également un effet secondaire temporaire le tant que votre corps s'adapte au régime à faible teneur en glucides, qui s'en ira habituellement après 1 à 2 semaines.

Si le problème persiste et que vos palpitations cardiaques deviennent incommodantes, augmentez légèrement le nombre de glucides que vous consommez.

Que faire si je prends des médicaments pour le diabète ?

La réduction du nombre de glucides qui augmentent la glycémie diminue le besoin de médicaments pour l'abaisser. En prenant la même dose d'insuline qu'avant d'adopter le régime alimentaire à faible teneur en glucides peut entraîner une hypoglycémie, ce qui entraîne souvent des palpitations cardiaques.

Lors du démarrage de l'alimentation à faible teneur en glucides, vous aurez besoin de surveiller votre glycémie et d'adapter ou de diminuer vos médicaments en conséquence. Gardez en tête que vous devrez le faire avec l'aide d'un médecin compétent. Si vous êtes en bonne santé ou si vous souffrez de diabète en utilisant l'alimentation ou la Metformine pour traiter votre condition, alors il y a peu de risque d'hypoglycémie.

Et si j'ai de l'hypertension artérielle ?

La pression artérielle élevée s'améliore ou se stabilise lorsque vous adoptez le régime faible en glucides. Vous aurez donc besoin de réduire vos médicaments parce que la posologie habituelle peut devenir trop élevé et peut conduire à une pression artérielle basse provoquant aussi des palpitations cardiaques et une augmentation du pouls.

Lorsque vous ressentez ces symptômes, vérifier votre tension artérielle. Si votre tension artérielle est faible, sous 100/70, alors vous devriez demander conseil à votre médecin pour discuter de réduire ou arrêter vos médicaments.

Performances physiques réduites

Au cours des premières semaines du changement de votre régime alimentaire pour adopter le régime à faible teneur en glucides, vous pouvez également rencontrer une diminution des performances physiques en raison du manque de sel et des liquides pendant que votre corps est toujours en transition de l'utilisation du glucose comme source principale d'énergie afin de brûler les graisses.

Buvez un verre d'eau avec dedans 1/2 cuillère à café de sel dissout, environ 30 à 60 minutes avant vos exercices physiques fera une énorme différence. Cependant, il n'y a pas de solution miracle pour que votre corps passe de brûler du sucre à brûler des graisses. Il faudra quelques mois pour votre corps s'adapter et utilise pleinement l'énergie. Néanmoins, l'adaptation sera plus rapide plus si vous vous exercez pendant le régime faible en glucides.

Augmentation des performances physiques pendant le régime à faible teneur en glucides

Alors que vous pouvez rencontrer des performances physiques réduites pendant que votre corps est toujours en train de passer d'une phase à l'autre, les avantages à long terme du régime sont une augmentation des performances physiques lorsque votre corps se sera complétement adapté. De plus, parce que votre corps utilise les graisses stockées comme source d'énergie, cela permettra d'alléger votre poids, ce qui est un bonus énorme pour la plupart des sports.

Effets secondaires moins courants

Perte de cheveux temporaire

Un changement alimentaire peut entraîner une perte de cheveux temporairement. Bien que rare, cela peut aussi se produire pendant un régime alimentaire à faible teneur en glucides. Lorsque cela arrive, cela se fait habituellement environ 3 à 6 mois après le début du régime, et vous remarquerez une augmentation du nombre de cheveux perdus lorsque vous vous peignez ou vous vous brossez.

Ne vous inquiétez pas. Ceci est un effet secondaire temporaire, et les résultats de la chute des cheveux sont rarement perceptible. Après quelques mois, de nouveaux cheveux pousseront.

Comment puis-je réduire le risque de perte de cheveux ?

Une perte de cheveux temporaire est relativement rare, et vous ne le remarquerez même pas cela se produit. Cependant, cela peut aider de réduire le stress pendant les deux premières semaines du régime à faible teneur en glucides. En outre, avoir suffisamment de sommeil, être doux avec vous, et ne pas commencer un programme d'exercices physiques intense en même temps que vous commencez le régime, attendez au moins quelques semaines pour que votre corps soit en bonne voie de transition.

Le cholestérol élevé

Le régime à faible teneur en glucides et les autres régimes faibles en glucides améliorent votre taux de cholestérol.

L'effet classique de tout régime faible en glucides est une légère élévation du HDL, du bon cholestérol comme les gens l'appellent, qui réduit le risque de développer une maladie cardiaque. En particulier, les triglycérides deviennent plus bas, et les particules de LDL sont plus massives.

Cependant, il existe aussi de rares problèmes potentiels. Un petit nombre de personnes, probablement en raison de leur génétique, et qui font un régime faible en glucides peuvent avoir exceptionnellement un nombre de particules de LDL plus élevé, indiquant une augmentation du risque de maladie cardiaque. Il existe des tests de cholestérol qui peuvent déterminer si vous avez un nombre extraordinairement élevé de particules LDL

Si vous appartenez à ce petit groupe de personnes, il convient de prendre des mesures pour corriger et éviter les risques potentiels.

Arrêtez de boire du café blindé (café avec de l'huile MCT, de l'huile de noix de coco, ou du beurre) et ne consommez pas une quantité importante de graisse lorsque vous n'avez pas faim peut normaliser le taux de cholestérol. Ne mangez que lorsque vous avez faim et envisagez d'ajouter un jeûne intermittent. Pensez à utiliser les graisses insaturés, tels que les avocats, les poissons gras et l'huile d'olive. Enfin, pensez si vous avez besoin de suivre le régime à faible teneur en glucides d'une façon plus stricte ou d'une façon plus libérale et modérée, avec environ 50 à 100 grammes de glucides par jour qui vont travailler pour vous, pour vous donner probablement un plus faible taux de cholestérol.

Tolérance inférieure à l'alcool

Les gens qui suivent un régime faible en glucides découvrent que cela prend beaucoup moins d'alcool pour devenir en état d'ébriété. Alors, soyez prudent lorsque vous, à votre première fois, buvez une boisson alcoolisée pendant que vous faites le régime faible en glucides. Très probablement, la moitié de votre consommation habituelle suffira à vous enivrer. Préparez-vous à cela et préparez vos breuvages alcoolisés moins fort et en moindre quantité. Rappelez-vous toujours, de ne pas boire et conduire.

Danger potentiel pour les mères qui allaitent

Un incident a rapporté une mère qui allaitait, avait été

hospitalisé pour acidocétose sévère. Les personnes ont immédiatement indiqué qu'elle suivait un régime alimentaire faible en glucides est que c'est l'un des facteurs ayant provoqué son hospitalisation. Cependant, son acidocétose n'est pas causée par son régime alimentaire faible en glucides.

Elle suivait son régime à faible teneur en glucides, riche en graisses pendant 6 ans environ lorsque l'incident est survenu. Elle a également connu du stress au cours de sa deuxième grossesse et après son accouchement. Elle avait perdu son appétit, n'avais passez d'énergie et ne prenais pas assez de glucides. Elle n'avait presque rien mangé pendant qu'elle allaitait, ce qui épuise son corps des nutriments. Dire qu'un régime faible en glucides est ce qui l'a rendu malade n'est pas une image complète.

De nombreuses femmes et mères partagent des histoires au sujet de suivre un régime faible en glucides avec succès et sans aucun problème au cours de l'allaitement. Cependant, il est possible qu'un régime strict à faible teneur en glucides peut être trop exigeant pendant l'allaitement alors que le corps a besoin de glucides pour produire le lait maternel. Si vous êtes sur un régime faible en glucides strict et que vous allaitez, votre corps devra fournir plus de glucides que les femmes qui n'allaitent pas les bébés.

Jusqu'à présent, il y a eu 5 cas d'acidocétose pendant la lactation, dont 2 sont peut-être liés à l'alimentation faible en glucides alors que 3 sont connectés à la famine.

Bien que ces cas semblent rares, il est une bonne idée d'être vigilant sur le suivi d'un régime faible en glucides lorsque vous allaitez. Une alternative est de consommer un peu plus de glucides, avec plus de 50 grammes de glucides par jour. Gardez à l'esprit que l'allaitement consomme des glucides, ne prenez pas de risques inutiles !

Si vous ressentez des symptômes ressemblant à la grippe - maux de tête, des nausées, une soif anormale, que vous vous sentez faible et malade, alors vous devriez augmenter de manière significative la quantité de liquide et d'hydrates de carbone et consulter immédiatement un médecin.

Éruptions cutanées

Cet effet secondaire rare se produit lorsque vous suivez un régime alimentaire à faible teneur en glucides, même si peu de gens en font l'expérience, cela peut être très ennuyeux.

Ces démangeaisons parfois appelés « éruptions cutanées » peuvent être gênant et peuvent parfois perturber le sommeil. Les éruptions et les démangeaisons sont toujours presque symétrique des deux côtés du corps et se développe le plus souvent sur la poitrine, les aisselles, le dos, et parfois, le cou.

Quelles sont les causes des éruptions cutanées ?

Il existe de nombreuses théories. Cependant, il y a quelques dénominateurs communs. Les démangeaisons commence habituellement peu de temps après qu'une personne pénètre dans la cétose et s'arrête généralement 1 à 2 jours après que la personne mange plus de glucides et sors de la cétose. Les démangeaisons s'aggravent souvent pendant les températures chaudes ou après avoir fait de l'exercice, le lieu habituel de l'éruption et les démangeaisons sont les zones où la sueur peut accumuler. La sueur de cétose peut contenir de l'acétone, ce qui peut être irritant à fortes concentrations. Si l'on considère l'ensemble de ce qui précède, nous pouvons supposer que l'expérience des démangeaisons de certaines personnes est causée par les cétones dans la sueur, peut-être en séchant dans le corps.

Comment puis-je guérir les éruptions cutanées ?

Lorsque la température est chaude, porter des vêtements confortables, de sorte que vous ne transpirez pas plus que nécessaire et utilisez une climatisation en cas de besoin. Après des exercices, cela vous aidera si vous prenez une douche. Si les démangeaisons deviennent très dérangeantes, vous pouvez sauter vos exercices physiques pendant deux ou trois jours ou choisir une activité qui ne produit pas de sueur, comme un entraînement bref aux poids.

Si les solutions mentionnées ci-dessus ne résolvent pas les effets secondaires, vous pouvez devoir à quitter la cétose et attendre 1 à 2 jours. Vous pouvez le faire en mangeant environ 50 grammes ou plus de glucides par jour. Pour obtenir la plupart des avantages du régime faible en glucides, du moins pour le diabète type 2 et la perte de poids, vous pouvez manger jusqu'à 50 à 100 grammes de glucides par jour et y ajouter un jeûne intermittent.

Ne pas suivre les autres traitements proposés ou que vous pouvez lire, comme des antibiotiques ou des crèmes spéciales. Les antihistaminiques, crèmes antifongiques, et les stéroïdes ne sont pas suffisants. La meilleure façon est de quitter la cétose.

Puis-je essayer cétose encore une fois ?

La réponse est oui, surtout si vous vous sentez en pleine forme pour obtenir les avantages qu'offre la cétose. L'éruption cutanée peut rester à l'écart. Habituellement, les gens qui font le régime alimentaire à faible teneur en glucides obtiennent une éruption seulement une fois, au cours des premières étapes de la cétose. La plupart des gens n'ont même pas une éruption cutanée du tout.

Si vous vous débarrasser de l'éruption cutanée en quittant la cétose, pouvez-vous encore utiliser cétose à nouveau ? La réponse est oui probablement.

Gardez à l'esprit tous les conseils ci-dessus. Si tout le reste échoue, tout ce que vous devez faire est de manger un peu plus de glucides, et le problème sera très probablement résolu.

Chapitre 5 : Recettes de petit-déjeuner

Petit-déjeuner : Rouleaux (Phase 1)

Portions : 6

Glucides nets par portion : 1 gramme

Temps de préparation : 15 minutes

Temps de cuisson : 15 à 30 minutes

Ingrédients :

- 3 cuillères à soupe de fromage à la crème, légère ou régulière, à température ambiante
- 3 jaunes d'œufs, à température ambiante
- 3 blancs d'œufs, à température ambiante
- 1/8 de cuillère à café de crème de tartre, à température ambiante

- 1 paquet d'édulcorant

- 1 pincée de sel

Instructions :

1. Préchauffer le four à 180C (355F).

2. Dans un bol, fouettez le fromage à la crème avec les jaunes d'œufs, le sel et l'édulcorant jusqu'à son homogénéité.

3. Dans un autre bol, battre les blancs d'œufs jusqu'à une consistance mousseuse. Ajoutez la crème de tartre et, en haut vitesse, battre jusqu'à ce que cela forme des pointes fermes.

4. Incorporez délicatement les blancs d'œufs dans le mélange de jaune d'œuf, juste assez pour mélanger, faite le très soigneusement pour éviter de rompre les blancs d'œufs.

5. Divisez la pâte, versez la dans un moule à muffins à 6 emplacements graissé ou sur une plaque à biscuit recouverte d'un tapis de cuisson en silicone.

6. Faire cuire au four pendant 15 à 20 minutes environ.

7. Utilisez cela pour faire des hamburgers ou des sandwiches, ou servez directement avec un édulcorant supplémentaire.

Remarques : Vous pouvez également le faire à une chaleur plus faible, 300F ou 150 ° C pendant environ 30 minutes.

Omelette au fromage, jambon et poivrons (Phase 1)

Donne 2 portions

Glucides nets par portion : 4,6 grammes

Temps de préparation : 15 minutes

Temps de cuisson : 15 minutes

Ingrédients :

Pour la garniture :

- Fromage cheddar 1/2 tasse, râpé
- 1/2 tasse de jambon coupé en dés
- 1/2 cuillère à soupe d'huile d'olive
- 1/3 tasse de poivron, haché
- 1/4 tasse d'oignon haché

Pour l'omelette :

- 4 œufs, de grande taille

- 2 cuillères à café d'huile d'olive
- 2 cuillères à soupe d'eau
- 1/4 de cuillère à café de sel
- 1/4 de cuillère à café de poivre

Instructions :

1. Mettez 1/2 cuillère à soupe d'huile d'olive dans une poêle antiadhésive de grande taille et la préchauffer à feu moyen-élevé.

2. Ajouter oignon et poivron : cuire pendant quelques minutes ou jusqu'à la tendreté. Ajouter le jambon et cuire jusqu'à ce que tous les ingrédients soient légèrement dorés. Transférer le mélange de garniture dans un bol et mettre de côté.

3. Dans un bol de taille moyenne, fouetter les œufs avec l'eau, le poivre et le sel jusqu'à une consistance homogène.

4. Mettre 1 cuillère à café d'huile d'olive dans la même poêle et préchauffez à feu moyen-élevé.

5. Verser 1/2 du mélange d'œufs et remuer légèrement à l'aide d'une spatule : cuire juste à point. Mettre le 1/2 restant sur une face de l'omelette et sur le dessus 1/4 tasse de fromage râpé. Puis Repliez.

6. Poursuivre la cuisson jusqu'à ce que l'omelette soit cuite et le fromage fondu. Transférer dans un plat de service.

Répétez le processus avec le mélange d'œufs restants et la garniture. Servez chaud.

Gaufres de cannelle au soja babeurre (Phase 1)

Portions : 8

Glucides nets par portion par portion : 4,9 grammes

Temps de préparation : 20 minutes

Temps de cuisson : 5 minutes par gaufre

Ingrédients :

- 1 tasse de farine de soja
- 1 cuillère à soupe de levure chimique
- 1 cuillère à thé d'extrait de vanille
- 1/2 tasse d'eau froide
- 1/2 cuillère à café de bicarbonate de soude
- 1/3 tasse (75 grammes) de beurre fondu
- 2 cuillères à café de cannelle
- 3 œufs, légèrement battus
- 3/4 tasse de babeurre

- 13 paquets et demi d'édulcorants stevia

Instructions :

1. Préchauffer le gaufrier suivant les instructions du fabricant.

2. Dans un bol, mélanger la farine de soja avec la poudre à pâte, la cannelle, l'édulcorant et le bicarbonate de soude.

3. Ajouter le beurre, le babeurre, la vanille et les œufs : mélanger jusqu'à consistance homogène.

4. Une cuillère à soupe à la fois, ajouter l'eau froide jusqu'à ce que vous ayez une pâte un peu épaisse, mais encore coulante, rejeter l'excès d'eau.

5. Verser environ 1/3 de tasse de pâte au centre du gaufrier préchauffé, ajuster la quantité en fonction de votre machine à gaufres.

6. Couvrir et laisser cuire des deux côtés de la gaufre jusqu'au léger brunissement.

7. Répétez le processus avec le reste de la pâte. Servir

chaud seul ou avec du sirop sans sucre ou avec des fruits de la phase 3, si on le souhaite.

Crêpes au chocolat et au soja (Phase 1)

Portions : 8

Glucides nets par portion : 4,9 grammes

Temps de préparation : 15 minutes

Temps de cuisson : Environ 5 minutes par crêpe

Ingrédients :

- 1 tasse de lait
- 1 tasse de farine de soja
- 1/2 cuillère à café de levure chimique
- 1/4 de cuillère à café de sel
- 2 œufs, de grande taille, battus
- 3 cuillères à soupe (1 1/2 onces ou 42 grammes) de beurre non salé, fondu
- 3 cuillères à soupe de poudre de cacao non sucrée
- 6 cuillères à soupe de granulés Splenda

Instructions :

1. Dans un bol, mélangez la farine de soja avec la poudre de cacao, l'édulcorant, le sel et la poudre à pâte.

2. Ajoutez le lait, la farine et les œufs : mélangez jusqu'à ce que tout devienne lisse. Laissez reposer la pâte pendant 5 minutes.

3. Préchauffer une poêle antiadhésive à feu moyen. Lorsque la poêle est chaude, réduisez le feu à moyen-bas.

4. Verser la 1/4 tasse de la pâte dans la poêle et étaler. Cuire jusqu'à ce que la partie inférieure devienne brun clair. Retournez et faites cuire pendant 1 à 2 minutes ou jusqu'à ce que ce soit fondu. Transférer dans un plat de service. Répétez le processus avec le reste de la pâte. Servez chaud avec du beurre et avec les fruits autorisés de la phase 2 et 3.

Sauté Zoodle de parmesan et Bacon (Phase 1)

Donne 2 portions

Glucides nets par portion : 5,6 grammes

Temps de préparation : 15 minutes

Temps de cuisson : 15 minutes

Ingrédients :

- 1 courgette verte, de taille moyenne, en juliennes
- 1 cuillère à soupe d'huile de cuisson
- 1 courgette jaune, moyenne, en julienne
- 2 cuillères à soupe de parmesan râpé
- 3 gousses d'ail haché
- 4 tranches de lard, en lanières
- Zeste de citron (de 1 citron)

Instructions :

1. Mettez l'huile de cuisson dans une poêle à frire de

grande taille et préchauffez à feu moyen.

2. Ajouter les tranches de bacon, cuire jusqu'au brunissement et transférer dans un bol.

3. Ajouter l'ail dans la même poêle : cuire à feu moyen jusqu'à une couleur brun clair.

4. Ajouter les lanières de courgettes : cuire pendant 1 minute. Remettez le bacon cuit et bien mélanger.

5. Baissez le feu. Ajouter le zeste et le parmesan râpé : remuer pour bien mélanger.

6. Assaisonnez avec du sel et du poivre selon votre goût.

Pain rapide au fromage Jack et soja (phase 1)

Portions : 13 (2 tranches chacun)

Glucides nets par portion : 1,5 grammes

Temps de préparation : 15 minutes

Temps de cuisson : 35 minutes

Ingrédients :

- 1 tasse de lait entier
- 1 cuillère à soupe de levure chimique
- 1/2 tasse de poudre de protéine de soja
- 1/3 de tasse d'huile végétale
- 1/4 de tasse de seitan
- 2 cuillères à soupe de beurre fondu
- 3 œufs
- 4 onces (113 grammes) de fromage Jalapeno Monterey Jack râpé

Instructions :

1. Préchauffer le four à 355F / 180C.

2. Dans un bol de grande taille, mélanger les œufs, le lait, le beurre et l'huile, bien battre jusqu'à une consistance homogène. Mélanger le fromage râpé.

3. Tamiser la poudre de soja, la levure, et le seitan, mélanger jusqu'à les combiner.

4. Verser la pâte dans un moule à pâtisserie de 8 pouces (20 cm) puis cuire au four pendant 35 minutes ou jusqu'à ce que le pain soit doré ou qu'une brochette insérée en son centre en ressorte propre.

5. Quand c'est cuit, refroidir le pain sur une grille avant de le trancher.

Muffins Zucchini (Phase 2)

Portions : 12

Glucides nets par portion : 3,3 grammes

Temps de préparation : 15 minutes

Temps de cuisson : 25 minutes

Ingrédients :

- 1 tasse et demi de farine de soja
- 1 cuillères et demi à café de levure chimique
- 1/2 tasse de boisson gazeuse
- 1/2 tasse de courgettes, hachées
- 1/3 de tasse d'édulcorant en granulé Splenda
- 3 œufs, de grande taille
- 3/4 de tasse de crème épaisse

Instructions :

1. Préchauffer le four à 375F / 190C.

2. Dans un bol de grande taille, fouetter les œufs avec le bicarbonate de soude, la crème et les courgettes jusqu'à une consistance homogène.

3. Ajouter le reste des ingrédients secs et mélanger au fouet jusqu'à l'homogénéité.

4. Verser la pâte dans une poche à douille et verser la pâte dans un moule à muffins double (12 trous) et aux deux tiers pour laisser de la place au gonflement du muffin.

5. Faire cuire au four pendant environ 25 minutes ou jusqu'à ce qu'ils soient légèrement bruns et qu'un cure-dent en ressorte propre lorsqu'il est inséré au centre des muffins.

6. Retirer du four. Transférer les muffins sur une grille et laisser refroidir.

Mini Muffins soja, amandes et cannelle (Phase 2)

Portions : 24

Glucides nets par portion : 1,3 grammes

Temps de préparation : 15 minutes

Temps de cuisson : 20 minutes

Ingrédients :

- 1/2 tasse (4 onces ou 113 grammes) de beurre non salé, ramolli
- 1/2 tasse de poudre d'amandes
- 1/2 tasse de farine de soja
- 1/2 cuillère à café de levure chimique
- 1/2 cuillère à thé d'extrait de vanille
- 1/4 de cuillère à café de sel
- 2/3 de tasse de Splenda en granulés

- 3 œufs

- 3 cuillères à café de poudre de cannelle

Instructions :

1. Préchauffer le four à 355F / 180C.

2. Avec un mélangeur à vitesse moyenne, battre le beurre avec la vanille et l'édulcorant jusqu'à une consistance mousseuse.

3. Peu à peu, ajouter les œufs et battre jusqu'à une consistance homogène.

4. À l'aide d'une spatule, incorporer lentement dedans les ingrédients secs mélangés et bien mélanger.

5. Verser la pâte dans une poche à douille et remplissez du mélange dans le moule à mini-muffin double (24 emplacements) jusqu'au 3/4.

6. Faire cuire au four pendant environ 20 minutes ou jusqu'à ce que le milieu soit cuit. Une fois cuit, transférer les muffins sur une grille et laisser refroidir complètement.

Pain rapide Amandes et Zucchini (Phase 2)

Portions : 18 tranches

Glucides nets par portion : 3,6 grammes

Temps de préparation : 20 minutes

Temps de cuisson : 45 minutes

Ingrédients :

Pour les ingrédients humides :

- 1 courgette, moyenne
- 1/2 tasse d'huile végétale
- 1/2 cuillère à thé d'extrait de vanille
- 4 œufs, de grande taille

Pour les ingrédients secs :

- 1 tasse de poudre d'amandes
- 1 tasse de farine de soja
- 1 cuillères à café et demi de cannelle moulu

- 1/2 cuillère à café de levure chimique

- 1/2 cuillère à café de bicarbonate de soude

- 1/2 cuillère à café de noix de muscade

- 1/2 cuillère à café de sel

- 24 sachets de Splenda ou au gout, 1 tasse de sucre de substitution.

Instructions :

1. Préchauffer le four à 350 ° F / 180 ° C

2. Râper grossièrement les zucchini.

3. Dans un bol de taille moyenne, mélanger les ingrédients humides et fouetter jusqu'à une consistance homogène.

4. Dans un bol de grande taille, mélanger les ingrédients secs au fouet pour bien mélanger.

5. Ajouter le mélange humide aux ingrédients secs et mélanger jusqu'à ce que le tout soit combiné et que vous obteniez une pâte épaisse.

6. Verser la pâte dans un moule à pain 5x9 pouces (12x24 cm) graissé puis lisser la surface.

7. Faire cuire au four pendant environ 45 minutes ou jusqu'à ce qu'une brochette en ressorte propre quand elle est insérée au centre.

8. Après cuisson, laissez le pain refroidir dans le moule pendant 10 minutes, puis le retirer du moule et le laisser refroidir sur une grille.

9. Une fois refroidi, couper le pain en 18 portions à l'aide d'un couteau dentelé.

Petit déjeuner : Pouding aux amandes

Donne 2 portions

Glucides nets par portion : 5 grammes

Temps de préparation : 15 minutes

Temps de cuisson : 1 minute et 20 secondes

Ingrédients :

- 4 cuillères à soupe de crème épaisse
- 2 cuillères à soupe de beurre fondu
- 2 paquets de Splenda
- 2 once (56 g.) d'amandes moulues
- 1 cuillère à soupe de farine de lin
- 1 œuf, de grande taille, légèrement battu
- 1 bâton de cannelle

Instructions :

1. Dans un bol de petite taille allant au micro-ondes,

mélanger la poudre d'amandes, 2 cuillères à soupe de crème, 1 cuillère à soupe de beurre, l'œuf, la farine de graines de lin, 1 sachet de Splenda, et la cannelle au goût jusqu'à l'obtention d'une pâte consistante.

2. Mettre au micro-ondes pendant environ 1 minute et 20 secondes (pour un four de 1100 watts) jusqu'à ce que le centre gonfle.

3. Retirez et immédiatement mettre le reste du beurre, la crème, le Splenda et la cannelle au goût.

Petit déjeuner : Barres de Noix de Coco

Portions : 8

Glucides nets par portion : 3,7 grammes

Temps de préparation : 20 minutes

Temps de cuisson : 1 heure

Ingrédients :

- 1 tasse de farine d'amande
- 1 tasse de crème épaisse
- 1 tasse de Splenda
- 1 tasse de noix de coco non sucré
- 1 tasse d'eau
- 2 cuillères en poudre de protéine de lactosérum de vanille
- 3 cuillères à café de vanille
- 4 œufs, de grande taille

Instructions :

1. Mettez tous les ingrédients dans un bol de grande taille et bien mélanger.

2. Verser la pâte dans une casserole 13x9 pouces (33x22 cm) graissé.

3. Si vous le souhaitez, saupoudrer le dessus de la noix de coco avec du sucre Splenda.

4. Cuire au four pendant environ 1 heure dans un four préchauffé à 350 °F / 180 °C jusqu'à une coloration dorée.

Quiche Brocoli-Champignons

Portions : 4-6

Glucides nets par portion : 8 grammes

Temps de préparation : 10 minutes

Temps de cuisson : 40 minutes

Ingrédients :

- 5 œufs
- 300 ml de crème moitié-moitié
- 1/2 tasse d'oignons en dés
- 1 cuillère à soupe d'huile d'olive
- 1 tasse de champignons frais, hachés
- 1 tasse de bouquets de brocoli, coupées en petits morceaux
- 1 tasse et demi de fromage suisse, râpé

Instructions :

1. Sauter l'oignon coupé en dés, les bouquets de brocoli, et les champignons dans de l'huile d'olive et dans casserole allant au four en verre ou un plat à tarte graissé avec un spray antiadhésif, un moule pyrex 9x9 pouces (22x22 cm) fait bien.

2. Battre les œufs avec la crème moitié-moitié et le fromage. Assaisonner au goût et verser sur les légumes. Si vous le souhaitez, vous pouvez ajouter du jambon cuit coupé en dés.

3. Faire cuire dans un four préchauffé à 350 °F / 180 °C pendant environ 40 minutes.

Chapitre 6 : Recettes pour le déjeuner

Salade de bœuf d'inspiration asiatique (Phase 1)

Portions : 5

Glucides nets par portion : 7,6 grammes

Temps de préparation : 20 minutes, plus une nuit de marinage

Temps de cuisson : 1 minute

Ingrédients :

- 4 onces (113 grammes) de châtaignes d'eau tranchées
- 4 tasses de feuilles de salade mélangées
- 12 onces (340 g) de faux-filet de bœuf, coupé en fines lanières
- 1/4 de poivron jaune, coupé en petits morceaux

- 1/4 de poivron rouge, coupé en fines lanières

Pour la vinaigrette et la marinade :

- 2 cuillères à soupe de sauce de soja tamari
- 2 branches d'échalote, finement hachée
- 1/8 de cuillère à café de gingembre en poudre
- 1/4 de cuillère à café de poudre de curry
- 1/2 cuillère à café d'édulcorant en granulés
- 1/2 cuillère à café d'ail, hachée
- 1 cuillère à café d'huile de sésame grillés
- 1 cuillère à soupe de vinaigre de vin de riz, sans sucre

Instructions :

1. À l'exception de la poudre de gingembre et du curry, fouetter tous les ingrédients de la vinaigrette/marinade dans un bol et bien mélanger. Verser la moitié des ingrédients de la marinade sur des bandes de surlonge, bien mélanger pour bien enrober. Faites

mariner une nuit au réfrigérateur.

2. Ajouter le gingembre et le curry en poudre dans le restant de marinade et bien mélanger. Réfrigérer et utilisez le comme vinaigrette.

3. Mettre 1 cuillère à soupe d'huile de cuisson dans une poêle de grande taille et allumer jusqu'à très chaud.

4. Ajouter les lanières de surlonge marinées et faire sauter pendant environ 1 minute ou jusqu'à ce que ce soit cuit moyennement.

5. Dans un bol de grande taille, mélanger les feuilles de salade, les châtaignes d'eau, le poivron et le bœuf sauté. Verser la vinaigrette dessus et bien mélanger.

Émincé de porc sauce tomate et oignon (Phase 1)

Portions : 3

Glucides nets par portion : 6,2 grammes

Temps de préparation : 15 minutes

Temps de cuisson : 30 minutes

Ingrédients :

- 14 onces (400 grammes) de porc haché
- 1/4 de tasse de poivron vert, haché
- 1/2 cuillères à soupe d'huile végétale
- 1/2 tasse d'oignon, haché
- 2 cuillères à soupe d'eau
- 3/4 de tasse de ketchup maison sans sucre
- Sel et poivre au goût
- Édulcorant au goût

Instructions :

1. Mettez l'huile végétale dans une poêle antiadhésive et préchauffez à feu moyen.

2. Ajouter poivron et oignon, cuire jusqu'à ce que ce soit légèrement doré et tendre.

3. Ajouter le porc, assaisonner avec du sel et du poivre, et cuire jusqu'à ce que que ce soit légèrement doré.

4. Ajouter l'eau, le ketchup, et l'édulcorant, bien mélanger et porter à ébullition.

5. Retirer du feu et transférer dans un plat de service.

6. Servir avec comme garniture de la courge spaghetti, des courgettes, ou des pâtes à faible teneur en glucides.

Soupe pour régime à faible teneur en glucides

Portions : 12 (1 tasse et demi par portion)

Glucides nets par portion : 4 grammes

Temps de préparation : 30 minutes

Temps de cuisson : 32 minutes

Ingrédients :

- Basilic frais 1/4 tasse, haché
- 1 tasse d'haricots verts coupés en morceaux de 1 pouce (2,5 cm)
- 1 tasse de champignons de Paris émincés,
- 1 cuillère à soupe d'ail frais, haché
- 1 cuillère à soupe d'huile d'olive
- 1/4 de tasse d'oignon haché
- 1/4 de tasse de tomates séchées, hachées
- 2 tasses de céleri-rave, pelé et coupé en cubes d'un 1/2 pouce (1,3 cm)

- 2 tasses d'eau

- 2 tasses de courge jaune, en tranches, puis en quartier

- 2 cuillères à soupe de vinaigre de vin rouge

- 4 tasses de poitrine de poulet cuit, haché

- 4 tasses de bettes émincées

- 4 tranches de lard, coupé

- 8 tasses de bouillon de poulet

- Sel et poivre au goût

Instructions :

1. Mettez l'huile d'olive dans une casserole à soupe de grande taille. Ajouter le bacon et faites cuire à feu moyen pendant 2 minutes.

2. Ajouter l'ail, l'oignon, les champignons et les tomates, cuire pendant 5 minutes. Verser l'eau et le bouillon de poulet. Ajouter le poulet et le céleri-rave, laisser mijoter pendant environ 15 minutes.

3. Ajouter les haricots verts, courges et bettes, laisser mijoter pendant 10 minutes.

4. Ajouter le vinaigre de vin rouge et assaisonner au goût avec du poivre et du sel.

5. Juste avant de servir, ajouter le basilic frais.

Salade turque bruschetta tomate

Portions : 1 à 2

Glucides nets par portion : 4,4 grammes

Temps de préparation : 10 minutes

Temps de cuisson : 15 minutes

Ingrédients :

- 1 tasse de dinde hachée
- 1 tasse de laitue mixte
- 1 cuillère à café de basilic en pâte ou deux feuilles de basilic frais, finement haché
- 1 cuillère à café d'ail, écrasées
- 1 tomate
- 1 à 2 cuillères à soupe d'huile d'olive
- 4 à 5 olives de Kalamata hachées

Instructions :

1. Mettre les dés de tomates dans un bol de petite taille. Ajouter l'huile d'olive, les olives, le basilic, l'ail et du sel et poivre au goût.

2. Dans une casserole, faire cuire et brunir la dinde hachée. Ajouter le mélange de tomates et bien mélanger.

3. Servir sur un lit de laitue mixte.

Tacos Salade de Poulet

Donne 4 portions

Glucides nets par portion : 8 grammes

Temps de préparation : 20 minutes

Temps de cuisson : 25 minutes

Ingrédients :

Pour la salade taco :

- 4 poitrines de poulet bouilli, puis broyés à l'aide d'une fourchette
- 1 oignon jaune, de grande taille, coupé en dés
- Une tête de laitue Iceberg
- 1 boîte de conserve de tomates aux piments verts ROTEL
- 1 pot d'olives noires
- Du fromage cheddar, râpé
- Poudre de chili

- Cumin
- Guacamole (option)
- Huile d'olive
- Crème aigre

Pour la salsa maison :

- 1 boîte de conserves de tomates pelées (grande taille)
- 1 oignon moyen/grand
- 1 petit bouquet de coriandre
- Sel à l'ail

Instructions :

1. Verser les 2 cuillères à soupe d'huile d'olive dans une poêle de grande taille et mettre à feu moyen/élevé. Ajouter 1/4 de l'oignon et faire revenir jusqu'à sa tendreté. Ajouter le poulet, la poudre de chili, le cumin, les tomates ROTEL, et laisser mijoter pendant environ 20 minutes, en remuant de temps en temps.

2. Pendant ce temps-là, déchiqueter la laitue et la mettre dans des bols.

3. Lorsque le mélange de poulet est cuit, le mettre sur la laitue et l'entasser sur le dessus. Couvrir de fromage, d'olives, du reste des oignons et de crème sure.

4. Mettez tous les ingrédients de la salsa dans un mélangeur jusqu'à une consistance homogène. Ajouter à la salade, cela servira de garniture. Prendre du plaisir !

Salade de Poulet au Bacon

Portions : 4 à 6

Glucides nets par portion : 5 grammes

Temps de préparation : 15 minutes

Temps de cuisson : 30 minutes

Ingrédients :

- 6 tranches de bacon
- 4 poitrines de poulet, sans os, sans peau
- 2 tasses de fromage cheddar, râpé
- 1 tasse de mayonnaise
- Feuilles de laitue

Instructions :

1. Faire cuire le bacon jusqu'au croustillant, puis émietter.
2. Couper le poulet en cubes et faites cuire à fond.

3. Mettre le poulet et le bacon dans un moule à gâteau de 8 pouces (20 cm). Ajouter le fromage cheddar et la mayonnaise, bien mélanger.

4. Faire cuire au four pendant environ 15 minutes.

5. Servir sur un lit de laitue. Si vous le souhaitez, garnir d'olives noires.

Burgers de thon

Donne 4 portions

Glucides nets par portion : 3,5 grammes

Temps de préparation : 10 minutes

Temps de cuisson : 10-15 minutes

Ingrédients :

- Une boîte (7 onces/200 grammes) de thon, égoutté
- 1 cuillère à café de jus de citron
- 1/2 tasse de céleri coupé en dés
- 1/2 tasse de son de blé
- 1/3 de tasse de mayonnaise
- 2 cuillères à soupe de ketchup à faible teneur en glucides
- 2 cuillères à soupe oignon émincé

Instructions :

1. Dans un bol, mélanger tous les ingrédients. Diviser le mélange en 4 portions et former des galettes.

2. Graisser une poêle antiadhésive avec un aérosol de cuisson antiadhésif.

3. Faire cuire les galettes jusqu'à ce que les deux côtés soient dorés.

Artichaut Crabe et Fromage

Portions : 1

Glucides nets par portion par portion : 4 grammes

Temps de préparation : 5 minutes

Temps de cuisson : 20-25 minutes

Ingrédients :

- 1/2 tasse de double fromage (cheddar ou mozzarella) pour pizza
- 1/2 tasse de parmesan râpé
- 1/2 tasse de mayonnaise
- 1/2 tasse de cœurs d'artichaut, haché (si en conserve : NON marinés)
- 1/2 boite (6 onces/170 g.) de chair de crabe blanc, égouttés et séchés
- 1 cuillère à café de poudre d'ail

Instructions :

1. Graisser un petit plat à cuisson avec un aérosol de cuisson antiadhésive. Ajoutez tous les ingrédients et bien mélanger jusqu'à obtenir un mélange.

2. Cuire dans un four préchauffé à 350 ° F / 180 °C pendant environ 20-25 minutes.

Plaisir d'Avocat-Crevettes

Portions : 1 à 2

Glucides nets par portion par portion : 10,1 grammes

Temps de préparation : 15 minutes

Temps de cuisson : 9-13 minutes

Ingrédients :

- 3 onces (85 g.) de crevettes, pelées, cuites, en morceaux
- 1 avocat, de taille moyenne, coupé en petits cubes
- 1 et demi à 2 cuillères à soupe ou 3 à 4 gousses d'ail, rôties au four
- Environ 1/2 tasse de champignons
- Beurre
- Ail
- Jus de citron, au goût (environ 1/2 citron frais)
- Sel et poivre au goût

Instructions :

1. Faire fondre le beurre dans une poêle antiadhésive. Ajouter l'ail et les champignons, Sauté pendant environ 3 à 5 minutes. Ajouter les crevettes et sauté jusqu'à ce qu'ils soient chauds, environ 3 minutes.

2. Ajouter l'avocat, remuer et laisser cuire pendant environ 3-5 minutes, en gardant une texture ferme.

3. Presser le jus de citron et assaisonner au goût avec du poivre et du sel. Faites sauter jusqu'à ce que bien chaud. Servir !

Pétoncles enveloppés de Bacon

Donne 4 portions

Glucides nets par portion par portion : 3,9 grammes

Ingrédients :

- 1 à 2 kilos de lard

- 500 g. de pétoncles, n'utilisez pas des pétoncles de baie qui sont trop petites

Instructions :

1. Préchauffer le four à 450F/230C.

2. Rincez les pétoncles à l'eau froide.

3. Couper le lard en 3 sections. Envelopper chaque morceau de pétoncle avec une tranche de lard et sécuriser le lard avec un cure-dent.

4. Mettez sur une plaque de cuisson et cuire au four jusqu'à ce que le bacon soit croustillant et doré.

Salade de Crevettes Piquantes

Portions : 3

Glucides par portion : 4,5 grammes

Temps de préparation : 13-15 minutes

Temps de cuisson : 5-7 minutes

Ingrédients :

- 500 g. de crevettes
- 1 pomme de laitue de petite taille
- 1/2 concombre de taille moyenne, coupé en petits morceaux
- 1 tasse de poivron vert, coupé en petits morceaux
- 1/4 de tasse de vinaigrette italienne piquante Kraft

Instructions :

1. Porter 1 quart d'eau à ébullition. Puis, laissez tomber les crevettes dans l'eau bouillante et laisser cuire pendant 5 à 7 minutes. Après 5 à 7 minutes, retirer

les crevettes de la casserole et laisser refroidir. Une fois refroidis et pelés. Mélanger avec la vinaigrette.

2. Ajouter le reste des ingrédients et mélanger pour bien enrober.

3. Si vous en prenez pour le déjeuner, garder la salade séparée des crevettes. Il suffit de mélanger lorsque vous êtes prêt à manger.

Boule de Fromage en petits pains

Portions : Beaucoup

Glucides par portion : <1 g si on n'utilise pas de jambon ayant des glucides

Temps de préparation : 10 minutes

Temps de cuisson : 0 minutes

Ingrédients :

- Jambon en tranches pour sandwiches (vérifier le nombre de glucides)

Pour la répartition du fromage :

- 8 onces (230 g.) de fromage à la crème, ramolli
- 2 à 3 oignons verts, hachés
- 1/2 cuillère à café de sel d'ail
- 1 cuillère à café de sauce Worcestershire
- 1 paquet de bœuf fumé en tranches fines (dans les petits sacs à bas prix)

Instructions :

1. Mélanger tous les ingrédients de la boule de fromage et bien mélanger.

2. Répandre un mélange de boule à fromage dans un morceau de jambon et roulez. Répétez le processus et servir !

Remarques : Vous pouvez garder un mélange de fromage à tartiner au réfrigérateur et rouler avec le jambon au besoin. Ce plat fait un déjeuner rapide ou sert de collation.

CHAPITRE 7 : SNACKS, DESSERTS, ET AMUSE-GUEULES

Flan à la cannelle, lait de coco, et œufs (Phase 1)

Portions : 6

Glucides nets par portion : 4,3 grammes

Temps de préparation : 20 minutes

Temps de cuisson : 35 minutes

Ingrédients :

- 2 œufs, à température ambiante
- 2 jaunes d'œufs, à température ambiante
- 2 tasses de lait de coco non sucré, à température ambiante
- 1/4 de cuillère à café de sel
- 1/4 de cuillère à café de cannelle

- 1/3 de tasse d'édulcorant en granules

Équipement :

- 6 ramequins (7 onces/20cl), légèrement graissé

Instructions :

1. Remplir une plaque de cuisson avec de l'eau.

2. Préchauffer le four à 300 ° F / 150 ° C.

3. Dans un bol de grande taille, fouetter les œufs, les jaunes d'œufs, et mélanger l'édulcorant.

4. Ajouter le sel et la cannelle dans le lait de coco, bien mélanger.

5. Ajouter le lait de coco dans le mélange d'œufs, bien mélanger, puis tamiser le mélange en crème dans un récipient ou une tasse à mesurer.

6. Verser le mélange dans les ramequins préalablement beurrés jusqu'au 2/3 et recouvrir d'une feuille d'aluminium.

7. Cuire au four préchauffé avec bol d'eau pendant

environ 35 minutes.

8. Baissez le feu et laissez séjourner le flan au four pendant 10 minutes de plus.

9. Servir chaud ou froid.

Rumaki : Tournedos de châtaigne d'eau (Phase 1)

Portions : 24

Glucides nets par portion : 1,3 grammes

Temps de préparation : 20 minutes, plus 30 minutes de marinage

Temps de cuisson : 20 minutes

Ingrédients :

- 8 tranches de bacon (coupées transversalement en tiers)
- 12 châtaignes d'eau (environ 4 onces ou 113 grammes), coupés horizontalement en deux moitiés
- 1/4 de tasse de sauce de soja
- 1/2 cuillère à café de sucre de mélasse
- 1/2 cuillère à café de poudre de curry
- 1 cuillère à soupe d'édulcorant en granules

- 1 cuillère à soupe de gingembre, finement râpé

Équipement :

- Cure-dents (pré-imprégnés dans de l'eau pendant 1 heure)

Instructions :

1. Dans un bol, mélanger la mélasse, la poudre de curry, le gingembre, la sauce soja, et l'édulcorant, bien mélanger.

2. Ajouter les châtaignes d'eau et bien mélanger pour bien les enrober. Mettez de côté et laisser mariner pendant environ 30 minutes.

3. Préchauffer le four à 450 ° F / 230 ° C.

4. Egoutter les châtaignes d'eau marinées, jeter la marinade.

5. Rouler un bacon autour de chaque morceau de châtaigne d'eau, fixez avec un cure-dent, et les disposer sur une plaque lèchefrite.

6. Cuire au four préchauffé pendant environ 10 minutes, tourner, puis cuire au four pendant 10 minutes de plus, ou jusqu'à ce que le bacon soit croustillant.

Ailes de poulet et trempette au fromage bleu (phase 1)

Portions : 6 (1 aile de poulet avec 2 cuillères à soupe de trempette)

Glucides nets par portion : 1,6 gramme

Temps de préparation : 20 minutes

Temps de cuisson : 30 minutes

Ingrédients :

- 6 ailes de poulet (environ 1 1/2 de livres ou 680 grammes), coupées en deux et pointes enlevées

Pour la marinade :

- 1 œuf, légèrement battu
- 1 gousse d'ail, hachée
- 1/2 cuillère à café de poivre de Cayenne, ou au goût
- 1/2 cuillère à café de poivre
- 3/4 de tasse de vinaigre de cidre de pomme

- 3/4 de cuillère à café de sel

- 6 cuillères à soupe d'huile de cuisson

Pour la trempette au fromage bleu :

- 2 cuillères à soupe et demi de fromage bleu, émietté

- 1/4 de tasse de crème sûre (crème aigre).

- 1/2 cuillère à café d'ail, hachée

- 1/2 cuillères à soupe de jus de citron

- 1/2 tasse de mayonnaise

- 1 cuillères à soupe et demi d'échalote, hachée

Instructions :

1. Dans un sac en plastique ou un bol de grande taille, mélanger tous les ingrédients de la marinade.

2. Ajouter les ailes de poulet et bien mélanger pour bien les enrober. Mettez de côté et laisser mariner pendant 20 minutes.

3. Préchauffer le four à 450 ° F / 230 ° C.

4. Disposez les ailes marinées sur une plaque à pâtisserie. Cuire au four préchauffé pendant environ 30 minutes ou jusqu'à la cuisson, badigeonner 2 fois avec la marinade entre la cuisson.

5. Pendant ce temps, dans un bol, mélanger tous les ingrédients de trempette au fromage bleu.

6. Servir les ailes de poulet avec la trempette.

Pudding Yorkshire (Phase 2)

Portions : 9

Glucides nets par portion : 3,8 grammes

Temps de préparation : 20 minutes

Temps de cuisson : 30 minutes

Ingrédients :

- 4 cuillères et demi à soupe de porc ou de bœuf, divisés en 9

- 3 œufs, de grande taille

- 2 onces (57 grammes) de Seitan

- 1/2 cuillère à café de sel

- 1/2 tasse de farine de soja

- 1 cuillère à café de levure chimique à double effet

- 1 tasse de lait entier

Instructions :

1. Diviser la graisse de porc/bœuf dans 9 trous d'un moule à muffins, environ 1/2 cuillère à soupe chacun.

2. Préchauffer le four à 480F / 250C ou la plus haute température de votre four ou jusqu'à ce que la graisse soit chaude et commence à fumer.

3. Battre les œufs jusqu'à obtenir une consistance mousseuse. Ajouter le sel et le lait, mélanger au fouet jusqu'à une consistance homogène.

4. Tamiser la farine de soja, la levure chimique et le seitan, mélanger au fouet jusqu'à ce que la pâte soit lisse.

5. Battre la pâte à nouveau jusqu'à une consistance mousseuse, légère, sans grumeaux, et un peu liquide. Si nécessaire, ajoutez quelques cuillères à soupe d'eau si elle est trop épaisse. Transférer la pâte dans une bol verseur.

6. Retirer la graisse préchauffée du four. Continuer de préchauffer le four à 375F / 190C.

7. Diviser rapidement la pâte en parts égales dans les

moules à muffins ayant de la graisse chaude.

8. Cuire au four pendant environ 30 minutes ou jusqu'à ce que les puddings soient légèrement brunis, ne pas ouvrir le four jusqu'à cuisson. Servez très chaud.

Cookies meringués au thé vert japonais (phase 1)

Donne 4 portions

Glucides nets par portion : 3,3 grammes

Temps de préparation : 15 minutes

Temps de cuisson : 1 heure, 10 minutes

Ingrédients :

- 3 blancs d'œufs, utiliser de œufs frais (3 à 4 jours), à température ambiante
- 1/4 cuillère à café de crème de tartre (Bitartrate de potassium alimentaire)
- 1/2 tasse d'édulcorant en granules ou 12 sachets
- 1 cuillère à café de poudre de thé vert

Instructions :

1. Préchauffer le four à 250 ° F / 120 ° C.
2. Battre les blancs d'œufs jusqu'à une consistance

mousseuse. Ajouter la crème de tartre et battre à vitesse élevée jusqu'à la formation de pointes molles.

3. Ajouter graduellement l'édulcorant tout en fouettant avec une cuillère. Continuer à battre à grande vitesse jusqu'à devenir très raide.

4. Ajouter graduellement la poudre de thé vert, bien mélanger.

5. Verser la meringue de thé vert dans une poche à douilles avec votre embout préférée. Garnissez en 4 portions sur un tapis en silicone ou sur une feuille de papier parchemin doublé.

6. Faire cuire au four pendant environ 1 heure et 10 minutes.

7. Laissez refroidir les cookies dans le four fermé pendant 1 heure.

8. Transférer soigneusement dans un contenant hermétique. Garder réfrigéré.

Nachos de Lard

Portions : 8

Glucides nets par portion : 3 grammes

Temps de préparation : 5 minutes

Temps de cuisson : 4 minutes

Ingrédients :

- 1 sac de couennes de porc
- 1 tasse de fromage cheddar, râpé
- 1 tasse de fromage mozzarella, râpé
- 1 cuillère à soupe de piments jalapeno
- 1/2 livres de bœuf haché, bruni
- 2 cuillères à soupe de crème aigre (crème sure)

Instructions :

1. Préchauffer le four à 350 ° F. Tapisser une plaque à biscuits de papier d'aluminium. Graisser avec un aérosol de cuisson antiadhésif. Répartir les couennes

sur la plaque à biscuits graissée, garnir de fromage et de bœuf haché, et mettre au four, cuire au four pendant environ 4 minutes ou jusqu'à ce que le fromage soit fondu à votre goût.

2. Garnir avec les piments jalapeno, la crème sure, et vos choix de garnitures, comme du guacamole et des oignons.

Macaroni de Choux-Fleurs au Fromage

Donne 4 portions

Glucides nets par portion : 6,2 grammes

Temps de préparation : 15 minutes

Temps de cuisson : 15 minutes

Ingrédients :

- 6 tranches de bacon, cuit
- 4 onces (115 g.) de fromage cheddar
- 4 onces de fromage à la crème
- 4 onces de fromage Colby jack
- 2 cuillères à soupe de crème fraîche épaisse
- 16 onces (450 g.) de chou-fleur
- 1/4 de tasse d'oignon vert
- 1/2 cuillère à café de poivre noir
- 1 cuillère à café d'ail, hachée

- 1 cuillère à café de bouillon de poulet

Instructions :

1. Ajouter le chou-fleur dans un plat en verre pour micro-ondes. Faire cuire au micro-ondes jusqu'à sa tendreté.

2. Dans une casserole de taille moyenne, ajouter le fromage cheddar, le fromage à la crème, la crème, le Jack Colby, et l'ail haché, et chauffer, en remuant sans cesse jusqu'à obtenir une consistance lisse.

3. Mettre le chou-fleur cuit dans un robot culinaire. Hacher jusqu'à ce que tous les choux-fleurs deviennent de petits morceaux.

4. Mettez le lard, le chou-fleur, le bouillon de poulet, l'oignon vert et le poivre noir dans la sauce au fromage. Remuez jusqu'à obtenir un mélange. Servir chaud.

Pizza à teneur faible en glucides

Portions : 16

Glucides nets par portion :

Temps de préparation : 5 minutes

Temps de cuisson : 30 minutes

Ingrédients :

- 3 œufs
- 3 tasses de fromage mozzarella, râpé
- 1 cuillère à café de poudre d'ail
- 1 cuillère à café de basilic, séché
- Votre choix de garnitures à pizza

Instructions :

1. Préchauffer le four à 450F / 230C.
2. Dans un bol, mélanger le fromage, les œufs, le basilic et l'ail.

3. Tassez le mélange dans un moule à pizza recouvert de papier parchemin ou beurré ou sur une plaque à biscuits.

4. Cuire au four à 450 ° F (230 °C) pendant environ 10-15 minutes ou jusqu'à une coloration dorée.

5. Après cuisson, laissez la croûte refroidir pendant environ 15 minutes à température ambiante. Retournez la croûte et garnissez la pizza avec 1/4 tasse de sauce marinara à faible teneur en glucides, 1 tasse de fromage mozzarella, saucisse italienne bruni et émietté, olives noires coupées en tranches, et les oignons.

6. Remettre au four et cuire jusqu'à ce que le fromage soit fondu et que les bords deviennent bien dorés.

Concombre, Avocat, Fromage, et thon aromatisée

Donne 2 portions

Glucides nets par portion : 6,8 grammes

Temps de préparation : 5 minutes

Temps de cuisson : 0 minutes

Ingrédients :

- 1 avocat
- 1 concombre
- 1 petite conserve de thon aromatisé
- 1 bloc de fromage (de votre choix)

Instructions :

1. Couper le concombre à une épaisseur raisonnable.
2. Mettez une tranche de fromage sur le concombre. Ajoutez un peu d'avocat, puis versez par-dessus un peu de thon aromatisé. Prennez du plaisir !

Champignons farcis Bacon et Fromage

Portions : 15-20

Glucides nets par portion : 1,1 grammes

Temps de préparation : 20 minutes

Temps de cuisson : 10-15 minutes

Ingrédients :

- 8 onces (220 g.) de fromage à la crème, ramolli
- 5-6 tranches de lard, frits et croustillants
- 15-20 champignons, de grande taille
- 1 oignon, de petite taille, haché

Instructions :

1. Préchauffer le four à 350 ° F / 175°C.

2. Retirez les queues des champignons, réservez 4-5 queues. Nettoyez les chapeaux des champignons et mettre de côté.

3. Couper les queues des champignons réservés et

l'oignon.

4. Faire revenir les lardons jusqu'à la croustillance, réserver la graisse de bacon.

5. Dans la même poêle où vous avez fait frire le bacon, ajouter l'oignon et les queues de champignons. Faire cuire jusqu'à la tendreté. Égoutter l'excès de graisse du mélange oignon-queues de champignons et de mettre dans un bol le fromage à la crème. Émietter le bacon cuit et dans le fromage à la crème. Bien mélanger.

6. Diviser le mélange de fromage à la crème et l'insérer dans les chapeaux de champignons.

7. Mettre les chapeaux des champignons fourrés à la crème sur une plaque de cuisson et cuire au four pendant environ 10-15 minutes, puis faire griller jusqu'à ce que les sommets soient dorés. Et servir !

Remarques : Vous pouvez faire cela à l'avance. Lorsque vous êtes prêt à servir, juste les réchauffer dans le four.

Chapitre 8 : Recettes de diners

Galettes de bœuf, Feta, et légumes mélangés (Phase 1)

Donne 4 portions

Glucides nets par portion : 1,3 grammes

Ingrédients :

- 1 livre (450 g.) de bœuf haché
- 1/4 de tasse de feta, émietté
- 1/2 tomate, de taille moyenne, haché
- 2 cuillères à soupe d'oignon vert, haché
- 1/2 tasse de jeunes épinards, haché
- 1/2 cuillères à soupe d'aneth frais
- Sel et poivre au goût

Instructions :

1. Mettez tous les ingrédients dans un bol et bien mélanger le tout.

2. Diviser le mélange en 4 portions et former ensuite 4 galettes.

3. Préchauffer une poêle antiadhésive à feu moyen-élevé.

4. Faire frire les galettes pendant deux à trois minutes de chaque côté jusqu'à ce que les deux côtés soient dorés. Servir !

Salade, Saumon Grillé et Vinaigrette Italienne (Phase 1)

Donne 2 portions

Glucides nets par portion : 6,9 grammes

Temps de préparation : 10-15 minutes

Temps de cuisson : 10-15 minutes

Ingrédients :

- 4 tasses de mesclun (mélange de pousses et de feuilles)
- 2 filets de saumon (5 onces ou 140 grammes chacun)
- 1 tasse et un tier de tomates, hachées
- Sel et poivre au goût

Pour la vinaigrette italienne :

- 1 cuillère à soupe de parmesan râpé
- 1 cuillère à soupe de vinaigre de vin blanc

- 1/2 cuillère à soupe de persil haché
- 1/2 cuillère à café d'assaisonnement italien
- 1/2 cuillère à café d'ail, hachée
- 1/2 cuillère à café d'édulcorant Splenda
- 2 cuillères à soupe de mayonnaise
- Poivre de Cayenne moulu, au goût
- Sel et poivre noir moulu, au goût

Instructions :

1. Dans un saladier, mélanger tous les ingrédients de la vinaigrette italienne, mélanger au fouet jusqu'à une consistance homogène et mélangée. Laisser reposer pendant environ 5 minutes pour laisser les saveurs infuser.

2. Préchauffer le barbecue à HAUT.

3. Assaisonner légèrement les filets de saumon avec du poivre et du sel.

4. Lorsque le barbecue est chaud, réduire à moyen-élevé. Mettez le poisson sur la grille et cuire de chaque côté pendant quelques minutes jusqu'à la cuisson.

5. Ajouter les tomates et légumes verts dans le bol de la vinaigrette, bien mélanger pour tout enrober.

6. Servir la salade avec les filets de saumon grillé.

Saumon au four, poivrons grillés et Salsa

(Phase 1)

Portions : 1

Glucides nets par portion par portion : 3,9 grammes

Temps de préparation : 20 minutes

Temps de cuisson : 10 minutes

Ingrédients :

- 7 1/2 oz (212 g) de filet de saumon
- 6 onces (170 grammes) de chou de chine (bok choy) ou votre légume à feuilles vertes préféré
- 1/2 cuillères à soupe d'huile d'olive
- 1/2 cuillères à soupe de beurre fondu
- Zeste de citron (de 1 citron)
- Sel et poivre au goût

Pour la sauce :

- 2 cuillères à soupe de salsa à la tomate maison
- 2 cuillères à soupe de poivron rouge rôtis

Instructions :

1. Préchauffer le four à 480F / 250C.
2. Saisir les deux côtés du saumon avec du poivre et du sel.
3. Dans un plat allant au four, mélanger le beurre et l'huile d'olive. Ajoutez le saumon assaisonné et bien l'enrober du mélange de beurre.
4. Faire cuire le poisson au four pendant environ 5 minutes, retourner et poursuivre la cuisson pendant 5 minutes ou jusqu'à ce que les filets de saumon soient cuits.
5. Transférer le poisson cuit dans une assiette et recouvrir de papier aluminium pour garder au chaud.
6. Dans le même plat de cuisson, ajouter le chou de chine ou vos légumes verts préférés et le zeste de citron. Couvrir avec de l'huile et chauffer les légumes

dans le four.

7. Mettez tous les ingrédients de la sauce dans un mélangeur et mélanger jusqu'à obtenir une consistance homogène.

8. Servir le saumon, les légumes cuit et la sauce salsa.

Poulet Ail et Citron

Portions : 3 à 4

Glucides nets par portion : 0,6 gramme

Temps de préparation : 10 minutes

Temps de cuisson : 4 heures à très chaud ou 8 heures à basse température

Ingrédients :

- 3 à 4 poitrines de poulet, de grande taille, coupées en deux
- 3/4 de tasse de bouillon de poulet
- 1/4 de cuillère à café de sel, par poitrine de poulet
- 1/4 de cuillère à café de poivre, par poitrine de poulet
- ½ à 1 cuillère à café d'origan, par poitrine de poulet
- 1 cuillère à café d'ail, hachée
- 1 citron
- 3 à 4 cuillères à soupe de beurre

Instructions :

1. Prenez un sac en plastique refermable, comme un sac Ziploc, et en utilisant la méthode « shake-and-bake », mettre le poulet dans le sac. Ajouter l'origan, le poivre et le sel, pour obtenir un meilleur résultat, placez 2 poitrines de poulet dans le sac, puis ajoutez l'origan correspondant, le poivre et le sel. Répétez le processus avec le poulet et le reste des épices.

2. Mettre 1 cuillère à soupe de beurre par poulet dans une poêle antiadhésive. Mettre le poulet et cuire jusqu'à ce que les deux côtés soient dorés, puis transférer le poulet à la mijoteuse et mettre à mijoter.

3. Quand tout le poulet est doré dans la mijoteuse, ajouter le bouillon de poulet, le jus de citron et l'ail dans la poêle. Grattez les sucs de la poêle et porter à ébullition. Après ébullition, baissez le feu, puis versez le mélange dans la mijoteuse.

4. Faire cuire pendant 4 heures sur HAUT ou 8 heures à basse température. Servir avec du chou-fleur.

Pain de viande

Portions : 7

Glucides nets par portion : 6,3 grammes

Temps de préparation : 15 minutes

Temps de cuisson : 30-35 minutes ou 45-60 minutes

Ingrédients :

Pour le pain de viande :

- 2 livres (900 g.) de bœuf haché
- 2 œufs
- 2 gousses d'ail, hachées
- 1/3 de tasses de ketchup, à faible teneur en glucides
- 1/2 cuillères à café de poivre, ou au goût
- 1 cuillère à café de sel, ou au goût
- 1 cuillère à café de coriandre séchée ou 2 cuillères à soupe de coriandre fraîche

- 1 cuillère à soupe de sauce Worcestershire
- 1 cuillère à soupe de poudre de piment
- 4 onces (115 g.) de fromage cheddar, râpé

Pour la garniture :

- 1 cuillères et demi à café de granules Splenda ou l'équivalent en Splenda liquide
- 1/4 de tasse de ketchup, à faible teneur en glucides
- 1/4 de cuillères à café de mélasse

Instructions :

1. Dans un bol de grande taille, mélanger tous les ingrédients du pain de viande et bien mélanger.

2. Dans un bol de petite taille, mélanger tous les ingrédients de la garniture.

3. Mettre le mélange de viande dans un moule à pain graissé ou former 6 mini-pains dans un plat 9x13 pouces (22x33cm) allant au four recouvert de papier aluminium.

4. Étaler ou peignez le dessus avec le mélange de garniture.

5. Cuire au four à 375F/190C pendant environ 45-60 minutes pour un pain unique de grande taille unique ou environ 30-35 minutes pour des mini-pains ou jusqu'à ce que la température interne atteigne 140-145F/60-62C.

Pizza à Croûte de Choux-Fleurs

Donne 4 portions

Glucides nets par portion : 10 grammes

Temps de préparation : 30 minutes

Temps de cuisson : 30 minutes

Ingrédients :

- 1 tasse de poitrine ou de cuisse de poulet, cuits et déchiquetés
- 1 tasse de citrouille, en cubes
- 1 œuf
- 1 flocons de piments pressés, en option
- 1 pincée de poivre
- 1 pincée de sel
- 1 échalote, hachée
- 1/4 de tasse de poivron, haché

- 1/4 de tasse de mozzarella, râpé
- 1/4 de tasse d'oignon haché
- 1/4 tasse de tomates hachées, pour garnir
- 1/4 de tasse de tomates, finement hachée, style salsa
- 400 grammes de chou-fleur
- 50 g de parmesan finement râpé

Instructions :

1. Préchauffer le four à 230 °C ou pour un four à ventilation tournante à 210 °C.

2. Mettre le chou-fleur dans un robot culinaire, tranchés en morceaux fin. Transférer dans un bol à micro-onde, couvrir et mettre au micro-ondes pendant 10 minutes sur HAUT ou jusqu'à la tendreté.

3. Pressez à travers un tamis à mailles fines, en appuyant bien avec une cuillère en bois pour faire sortir le jus en excès.

4. Fouettez légèrement l'œuf dans un bol. Ajouter le

chou-fleur et 1/2 du parmesan, combinez jusqu'à obtenir leur mélange.

5. Tapisser un plateau à pizza, de forme ronde de 30 cm avec du papier de cuisson. étaler uniformément le mélange de chou-fleur sur la plaque, en appuyant fermement. Faire cuire au four pendant environ 20 minutes ou jusqu'à une coloration dorée.

6. Pendant ce temps, mettre les cubes de citrouille dans un récipient pour micro-onde, mettre au micro-ondes pendant environ 5 à 7 minutes sur HAUT ou jusqu'à la tendreté. Une fois cuit et pâteux, mélanger dans un robot culinaire en purée. Lorsque la citrouille est en purée, ajouter la tomate finement hachée, le sel, le poivre, et, si on le souhaite, les flocons de piment.

7. Lorsque la croûte de chou-fleur est cuite, sortez-la du four. Étendre uniformément le mélange de citrouille sur la croûte. Garnir avec le fromage mozzarella, le poulet déchiqueté, échalotes, l'oignon, poivron et les tomates restantes. Saupoudrer le dessus avec le fromage parmesan restant.

8. Remettre au four et cuire au four pendant environ 7 minutes ou jusqu'à ce que le fromage soit fondu.

Crevettes Turques à la sauce Alfredo Feta

Portions : 3

Glucides nets par portion : 6,1 grammes

Temps de préparation : 30 minutes

Temps de cuisson : 30 minutes

Ingrédients :

- 8 onces (230 g.) de crevettes fraîches
- 4 cuillères à soupe de crème épaisse à fouetter
- 4 cuillères à soupe de fromage féta
- 4 onces (115 g.) de dinde ou de porc ou de poulet
- 2 cuillères à café de poivre
- 2 cuillères à soupe de beurre
- 1 cuillère à café de paprika
- 1 cuillère à café d'ail granulés
- 1 cuillère à soupe de persil

- 1 petite tasse de soja à la vanille
- 1 tasse de courge spaghetti, cuite
- 1 tasse de champignons frais
- 1 tasse de brocoli frais, haché

Instructions :

Pour la courge spaghettis :

1. Couper les courge spaghetti en deux moitiés.
2. Retirez les filaments et les graines du centre de la courge. Mettez une serviette en papier sur le dessus de la courge puis au micro-ondes pendant 15 minutes ou jusqu'à cuisson. Vérifiez après 15 minutes, vous devriez être en mesure de gratter la courge spaghettis à l'aide d'une fourchette, et de les séparer en brins.
3. Retirer la courge spaghetti du micro-ondes. Mettre la valeur d'une tasse de courge spaghettis de côté. Réfrigérer le reste de la courge spaghettis.

Pour la sauce Alfredo feta :

1. Mettre le lait de soja et la crème fouettée dans une casserole, porter à ébullition douce. Ajouter le fromage feta et fouettez avec un fouet pour mélanger. La crème doit épaissir un peu. Baissez le feu, mettre de côté.

Pour le reste des ingrédients :

1. Alors que la courge spaghettis est en cours de cuisson.

2. Mettre 2 cuillères à soupe de beurre dans une poêle. Ajouter les champignons et le brocoli, couvrir et cuire pendant 5 à 10 minutes environ.

3. Ajouter la dinde et les crevettes cuites, cuire pendant 5 minutes.

4. Ajouter tout l'assaisonnement et la courge spaghetti. Bien mélanger.

5. Verser la sauce feta sur la viande et les légumes, bien mélanger.

6. Laisser mijoter pendant environ 2-5 minutes.

Poisson à l'Ail, Beurre et Citron

Donne 4 portions

Glucides nets par portion : 16 grammes

Temps de préparation : 15 minutes

Temps de cuisson : 12 minutes

Ingrédients :

- 4 filets de poisson blanc, de votre choix (morue, flétan, etc.)
- 4 gousses d'ail, hachées
- 2 cuillères à soupe de persil frais, hachée
- 1/4 de tasse de beurre fondu
- 1 citron, Zeste et jus
- 1 citron, tranches
- Sel de mer et poivre noir fraîchement moulu

Instructions :

1. Préchauffer le four à 425F/220C.

2. Dans un bol, mélanger le beurre fondu, le zeste de citron, l'ail, le persil et le jus de citron, assaisonner au goût avec du poivre et du sel.

3. Mettez le poisson dans un plat graissé allant au four. Assaisonnez le poisson au goût.

4. Verser le mélange de beurre fondu sur le poisson et les tranches de citron frais sur le dessus du poisson, cuire au four pendant environ 12-25 minutes ou jusqu'à ce que le poisson devienne feuilleté.

5. Servir. Si vous le souhaitez, garnir de persil frais.

Tilapia en croûte de parmesan et de lin

Donne 2 portions

Glucides nets par portion : 1,5 grammes

Temps de préparation : 15 minutes

Temps de cuisson : 7 minutes

Ingrédients :

- 2 pièces (5-6 onces/15/170 g.) de filets de tilapia
- 2 gousses d'ail, émincé ou pressé
- 2 cuillères à soupe de graines de lin
- 2 cuillères à soupe d'huile d'olive
- 2 cuillères à soupe de « parmigiano reggiano », finement broyé, ou de fromage parmesan régulier
- 4 cuillères à soupe de beurre
- Sel de mer
- Poivre blanc

Instructions :

1. Rincer et sécher les filets de tilapia. Assaisonner avec le sel et le poivre comme souhaité. Mettre de côté.

2. Dans un plat allant au four ou à la poêle, ajouter l'huile d'olive, le beurre et faire chauffer à feu moyen-élevé. Ajouter l'ail et faire revenir jusqu'à la tendreté, mais non bruni.

3. Mettre les filets de poisson dans la poêle, arroser le mélange d'huile de beurre à l'ail sur le poisson. Couvrir et laisser cuire pendant environ 4 minutes à feu moyen jusqu'à ce que la peau du poisson se soulève facilement avec une fourchette.

4. Dans un bol de petite taille, mélanger le parmesan, les graines de lin, et assaisonner avec du sel et poivre au goût. Couvrez le dessus des filets avec le mélange de graines de lin, 2 cuillères à soupe chacun.

5. Napper d'huile de beurre sur le dessus pour humecter.

6. Mettez la casserole ou le plat sur le grill du four et

faire griller pendant environ 2-3 minutes ou jusqu'à ce que le dessus soit doré.

7. Servir avec des jeunes épinards ou de la vinaigrette faible en glucides (exemple : vinaigrette légère italienne de Newman).

Délice de saumon

Donne 2 portions

Glucides nets par portion :

Temps de préparation : 15 minutes

Temps de cuisson : 35-45 minutes

Ingrédients :

- 1 livre / 450 g. de saumon
- 1 cuillère à soupe d'oignon émincé séché
- 1 cuillère à café d'ail haché
- 1/2 cuillère à soupe de mayonnaise
- 1/2 cuillère à café de poivre de Cayenne
- 1/2 cuillère à café de paprika
- 1/2 cuillère à café de moutarde en poudre
- 1/4 de cuillère à café de poivre
- 1/4 de cuillère à café de sel casher

Instructions :

1. Mettre le saumon dans un bol. Mélanger et napper avec le reste des ingrédients. Réfrigérer pendant 1 heure pour permettre aux saveurs de s'intensifier.

2. Placer le filet de saumon coté peau en bas sur une feuille de papier d'aluminium. Mettez le reste du mélange au-dessus du saumon. Fermer la feuille pour sceller le saumon, en laissant un espace pour évacuer la vapeur.

3. Mettre dans un four préchauffé à 350 F / 175 C et cuire pendant environ 35-45 minutes, selon l'épaisseur du saumon.

Pain Saumon Fromage

Portions : 9

Glucides nets par portion :

Temps de préparation : 10 minutes

Temps de cuisson : 30 minutes

Ingrédients :

- 1 conserve de saumon
- 1 tasse et demi de fromage, râpé
- 1 œuf battu
- 1 cuillère à soupe de jus de citron
- 1/2 tasse de crème épaisse
- 1/2 cuillère à café de poivre
- 1/2 cuillère à café de sel
- 2 cuillères à soupe de beurre fondu

Instructions :

1. Mettez tous les ingrédients dans un bol et mélanger jusqu'à obtenir un mélange. Verser le mélange dans un moule à pain graissé.

2. Faire cuire dans un four préchauffé à 350 F / 175 C pendant 30 minutes.

MOTS DE LA FIN

Merci encore d'avoir acheté ce livre !

J'espère vraiment que ce livre est en mesure de vous aider.

La prochaine étape est pour vous est de <u>vous joindre à notre bulletin électronique</u> pour recevoir des mises à jour sur les nouvelles versions de livres ou les promotions à venir. Vous pouvez vous inscrire gratuitement et en prime, vous recevrez également notre livre « 7 erreurs de remise en forme, vous en faites sans le savoir » ! Ce livre bonus analyse les erreurs de conditionnement physique les plus courantes et démystifie la complexité et la science de remise en forme. Avoir toutes ces connaissances de remise en forme et de sa science classée dans un livre étape par étape avec des actions pour vous aider à démarrer dans la bonne direction votre parcours de remise en forme ! Pour vous joindre à notre bulletin électronique gratuit et prendre votre livre gratuit, s'il vous plaît visitez le lien suivant et inscrivez-vous :

www.hmwpublishing.com/gift

Enfin, si vous avez aimé ce livre, je voudrais vous demander une faveur, seriez-vous assez aimable pour me laisser un commentaire sur ce livre ? Ce serait vivement apprécié !

Merci et bonne chance dans votre parcours !

À propos du co-auteur

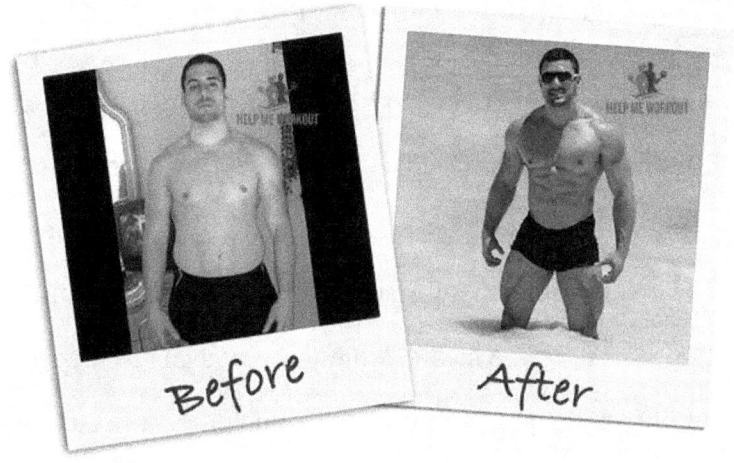

Mon nom est George Kaplo, je suis un coach (entraîneur personnel) certifié de Montréal, Canada. Je vais commencer par dire que je ne suis pas le plus grand gars que vous n'aurez jamais rencontré et cela n'a jamais vraiment été mon objectif. En fait, je commencé à travailler pour surmonter ma plus grande insécurité quand j'étais plus jeune, qui était ma confiance en soi. Cela était dû à ma taille, mesurant seulement 5 pieds 5 pouces (168cm), cela m'a poussé vers le bas pour tenter quoi que ce soit que je voulais réaliser dans la vie. Vous pouvez passer au travers des difficultés en ce moment, ou vous pouvez tout simplement vous mettre en forme, et je peux certainement le raconter.

Personnellement, je me suis toujours un peu intéressé au monde de la santé et de la remise en forme et je voulais gagner un peu de muscle en raison des nombreuses brimades de mon adolescence sur ma taille et mon corps en surpoids. Je me suis dit que je ne pouvais rien faire de ma taille, mais que je pouvais faire quelque chose sur ce à quoi mon corps ressemblait. Ce fut le début de mon parcours de transformation. Je ne savais pas où commencer, mais je me suis lancé. Je me sentais inquiet, parfois j'avais peur que d'autres personnes se moque de moi si je faisais les exercices dans le mauvais sens. J'ai toujours souhaité avoir un ami à côté de moi qui serait assez bien informé pour m'aider à démarrer et pour me « montrer les cordes. »

Après beaucoup de travail, d'études et d'innombrables essais et erreurs. Certaines personnes ont commencé à remarquer que je devenais de plus en plus en forme alors que je commençais à former un intérêt vif pour le sujet. Cela a conduit beaucoup d'amis et de nouveaux visages à venir me voir et à me demander des conseils de remise en forme. Au début, il semblait étrange quand les gens me demandaient de les aider à se mettre en forme. Mais ce qui m'a gardé est quand ils ont commencé à voir des changements dans leur propre corps et qu'ils m'ont dit que c'est la première fois qu'ils voient des résultats concrets ! À partir de là, plus de gens ont continué à venir à moi, et cela m'a fait prendre conscience après avoir lu tant et étudier dans ce domaine que cela m'a aidé, mais aussi que cela m'a permis d'aider les autres. Je suis maintenant un entraîneur personnel entièrement certifié et j'ai formé de nombreux clients à ce jour qui ont obtenu des résultats étonnants.

Aujourd'hui, mon frère Alex Kaplo (également un entraîneur personnel certifié) et moi, possédons et exploitons cette entreprise d'édition, où nous amenons les auteurs passionnés et les experts à écrire sur des sujets de santé et de remise en forme. Nous organisons également un site de remise en forme en ligne « HelpMeWorkout.com » et j'aimerais vous y connecter en vous invitant à visiter notre site Web à la page suivante et en vous inscrivant à notre newsletter via votre email (vous allez même obtenir un livre gratuit).

Mais l'on n'a rien sans rien, si vous êtes dans la position où j'étais au début et que vous voulez quelques conseils, n'hésitez pas à demander … Je serai là pour vous aider !

Votre ami et entraîneur,
George Kaplo
Entraîneur personnel certifié

Téléchargez un autre livre gratuitement

Je tiens à vous remercier d'avoir acheté ce livre, c'est pourquoi, je vous offre un autre livre (tout aussi long et utile que ce livre), « Erreurs de santé et de remise en forme : Vous en faites sans le savoir », totalement gratuitement.

Visitez le lien ci-dessous pour vous inscrire et le recevoir:

www.hmwpublishing.com/gift

 Dans ce livre, je mets en évidence les erreurs de santé et de remise en forme les plus courantes, que probablement vous commettez en ce moment même, et je vais vous révéler comment vous pouvez facilement obtenir une meilleure forme dans votre vie !

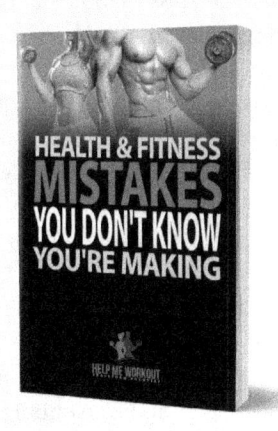

En plus de ce cadeau utile, vous aurez aussi l'occasion d'obtenir nos nouveaux livres gratuitement, de concourir pour des cadeaux, et de recevoir d'autres e-mails utiles de ma part. Encore une fois, visitez le lien pour vous inscrire :

www.hmwpublishing.com/gift

Droit d'auteur 2017 par HPM Publishing - Tous droits réservés.

Ce document par HPM Publishing appartenant à la société A & G Direct Inc, vise à fournir de l'information exacte et fiable en ce qui concerne le sujet et émettre couvert. La publication est vendue avec l'idée que l'éditeur n'est pas tenu de rendre la comptabilité, officiellement autorisé, Ce document de HPM Publishing appartenant à la société A & G Direct Inc, vise à fournir de l'information exacte et fiable en ce qui concerne le sujet et les problèmes couvert. La publication est vendue avec l'idée que l'éditeur n'est pas tenu responsable, officiellement autorisé, ou non, des services qualifiés. Si des conseils sont nécessaire, juridiques ou professionnels, une personne pratiquant la profession doit être recommandé.

A partir d'une déclaration de principes qui a été acceptée et approuvée également par un comité de l'Association du Barreau américain et un Comité des éditeurs et des associations.

En aucun cas, il est légal de reproduire, dupliquer ou transmettre une partie de ce document que ce soit par des moyens électroniques ou que ce soit en format imprimé. L'enregistrement de cette publication est strictement interdit, et tout stockage de ce document n'est pas autorisé, sauf avec la permission écrite de l'éditeur. Tous droits réservés.

L'information fournie est indiquée pour être honnête et cohérente, toute responsabilité, en termes de manque d'attention ou autrement, par toute utilisation ou abus de toute conditions, des processus ou des directions contenues sont de la responsabilité solitaire et totale du lecteur destinataire. En aucun cas, la responsabilité légale ne peut être invoqué de même que la faute de l'éditeur pour une réparation, des dommages ou des pertes financières en raison des informations présentes que ce soit directement ou indirectement.

Les informations sont présentées ici à titre d'information uniquement, et c'est universel comme cela. La présentation de l'information est sans contrat ou tout autre type d'assurance de garantie.

Les marques de commerce utilisées sont sans consentement, et la publication de la marque est sans autorisation ou soutien du propriétaire de la marque. Toutes les marques et marques déposés décrites dans ce livre ont un but de clarification et restent la propriété des propriétaires eux-mêmes, elles ne sont pas affiliées à ce document.

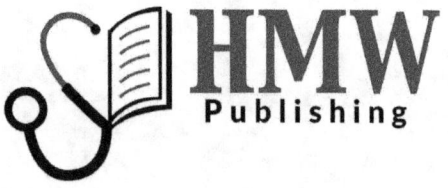

Pour encore plus d'excellents livres visitez :

HMWPublishing.com

www.ingramcontent.com/pod-product-compliance
Lightning Source LLC
Chambersburg PA
CBHW071827080526
44589CB00012B/939